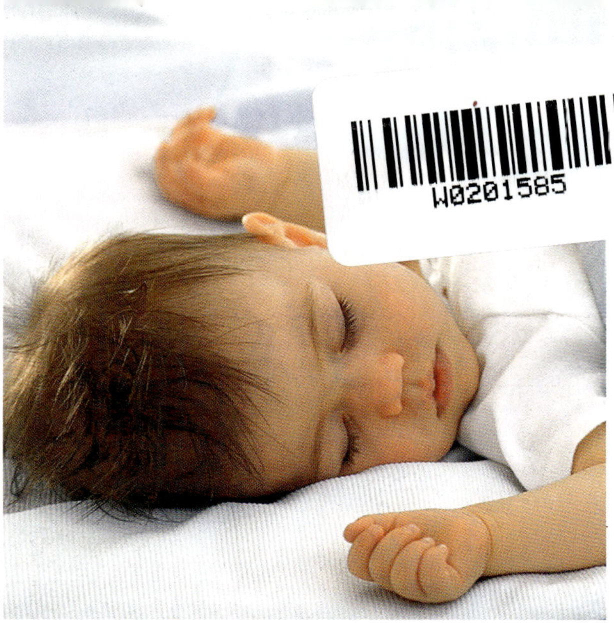

natura & salute

PETRA KUNZE, HELMUT KEUDEL

Il sonno del tuo bambino

Metodi naturali per dormire tranquilli

- Notti serene per bambini e genitori
- Suggerimenti semplici che funzionano davvero
- Rituali che favoriscono il sonno

tecniche nuove

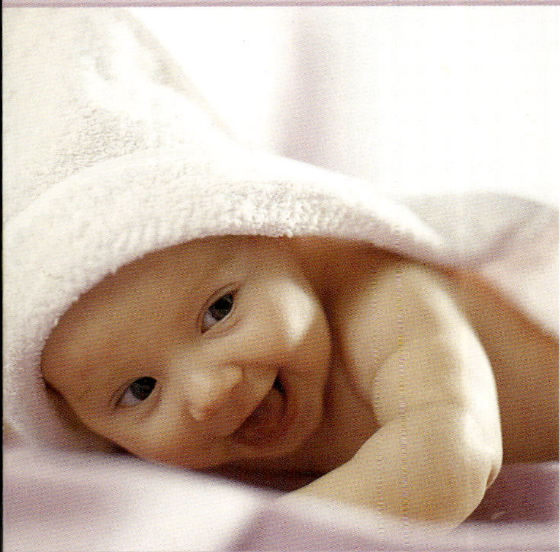

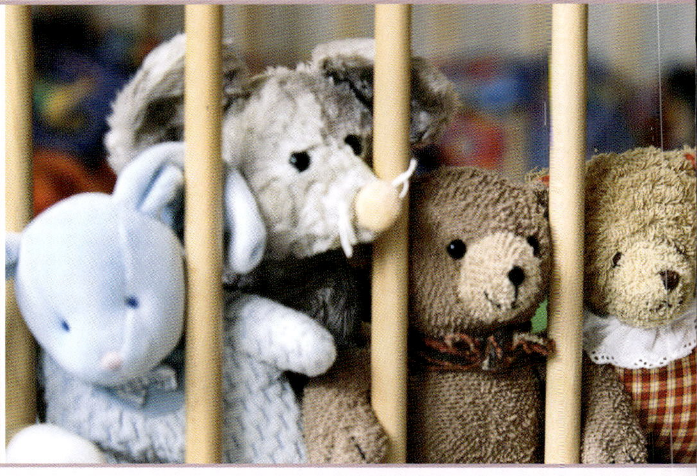

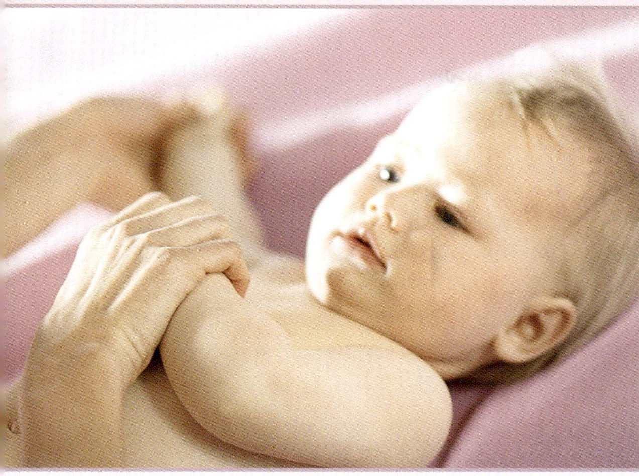

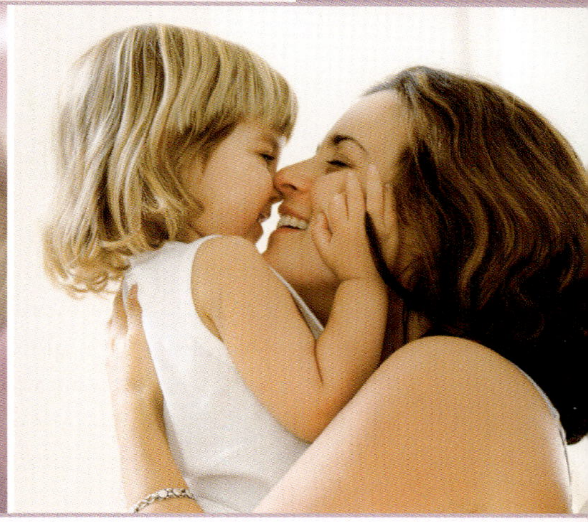

Presentazione all'edizione italiana

Oggi i bambini non dormono più. Non tutti, ovviamente, ma tanti… e il loro numero cresce. Le mamme arrivano dal medico, qualche settimana dopo il parto, e pongono l'annoso problema, il risveglio notturno: due, tre, dieci volte a notte. "Ne va del mio equilibrio mentale, dell'armonia familiare e del rapporto con mio marito", raccontano, e chiedono aiuto. Le ragioni del fenomeno sono molteplici. Di norma c'è troppa eccitazione in casa; i genitori fanno fatica a conciliare il lavoro, fonte di preoccupazione quotidiana, con l'armonia domestica; spesso la prima gravidanza arriva in una fase matura della vita della coppia, fra i trenta e i quarant'anni, ed è caricata di aspettative. La donna, in particolare, si sente oggetto dell'attenzione generale, vede gli occhi del mondo circostante puntati su di sé e, incombente, la critica al suo operato. Ognuno ha la propria concezione di che cosa sia meglio, anzi, più giusto fare e a ciò si aggiunge il parere dell'esperto, immancabilmente diverso a seconda che a esprimerlo sia il pediatra, il medico generico o il medico naturopata. Ne scaturiscono un generale disorientamento, un profondo sconforto e infiniti dubbi sulle proprie capacità di genitori. Ansia, senso di colpa e di inadeguatezza ne sono il corollario e creano i presupposti di una tensione che inevitabilmente si trasmette al figlio, il quale comincia a manifestare inquietudine, riflessa proprio nella qualità del sonno.

Anche l'allattamento al seno, in una situazione del genere, diventa una sorta di giogo a cui sottostare: il bambino, agitato, lo richiede come una terapia calmante, un proto-ansiolitico che, offerto ripetutamente, dà origine a un'abitudine assillante. La madre si sente sempre più coinvolta in un circolo vizioso: l'allattamento al seno è faticoso ma necessario, soprattutto la notte per acquietare il piccolo insonne, e va protratto il più a lungo possibile perché così invitano a fare (giustamente) gli specialisti del settore, nonostante talvolta sia insopportabile.

È a queste madri, eroine misconosciute dei nostri tempi, che il libro si rivolge con tanti consigli semplici e preziosi e con tecniche specifiche, che in molti casi potranno rivelarsi efficaci. Non esiste *una* soluzione al problema, e di certo non lo è la somministrazione di un sonnifero. È fondamentale, invece, adoperarsi per creare il giusto clima in famiglia. Nessun suggerimento può essere ignorato, nessuna opzione terapeutica va sottovalutata quando sono in gioco il valore dell'armonia familiare e il processo di sviluppo di individui sereni e consapevoli.

Elio Rossi

Due parole di introduzione

Spesso per i genitori il sonno dei figli è fonte di non pochi dubbi: è bene lasciare che i bambini dormano quando ne hanno voglia o si dovrebbe imporre loro un ritmo? È normale che un bimbo dell'età di 10 mesi si svegli ancora durante la notte? In che modo si può aiutare il piccolo a imparare a dormire "nel modo giusto"? Oppure basta aspettare perché, prima o poi, imparerà a farlo da solo? Sono domande per le quali non esistono risposte valide per tutti i bambini e le rispettive famiglie. Un dato, però, è certo: ogni bambino è un piccolo individuo che desidera essere compreso dai genitori. È importante, perciò, che vi concediate il tempo necessario per osservare vostro figlio, imparare a conoscerlo e acquisire, così, una sicurezza sempre maggiore nel rapportarvi con lui in qualsiasi situazione: quando è sveglio, quando si sente stanco, quando si prepara ad andare a dormire o durante la notte. Riuscirete a valutare in quali occasioni il bambino ha bisogno di sostegno, in quale forma e in che misura. Se saprete comprendere i suoi segnali, potrete far sì che siano essi a guidarvi. Nessuno conosce vostro figlio meglio di voi: soltanto voi potete capire come può apprendere a dormire nella maniera più congeniale a lui e all'intera famiglia.
Con questa guida ci proponiamo di fornirvi un aiuto. Il volume offre anzitutto numerose informazioni sulle specificità del sonno in età infantile, sui disturbi che possono riguardarlo, sui modi in cui il bambino può manifestare il bisogno di dormire e su tutti i fondamentali preparativi che si possono compiere per assicurare una notte tranquilla. Inoltre, fornisce suggerimenti utili a voi, oltre che a vostro figlio, per godere di un sonno sereno. Apprenderete fra l'altro:

- come il bambino può imparare ad addormentarsi e a dormire ininterrottamente senza il vostro aiuto;
- quali ausili sono indicati per favorire il sonno e quali, invece, vanno evitati;
- come i bambini fino ai tre anni d'età possono acquisire nuove abitudini relative al sonno;
- quali sono i metodi per "reimparare a dormire" e come funzionano.

Vi auguriamo tanta gioia in compagnia dei vostri bambini e tante notti serene!

Petra Kunze
Helmut Keudel

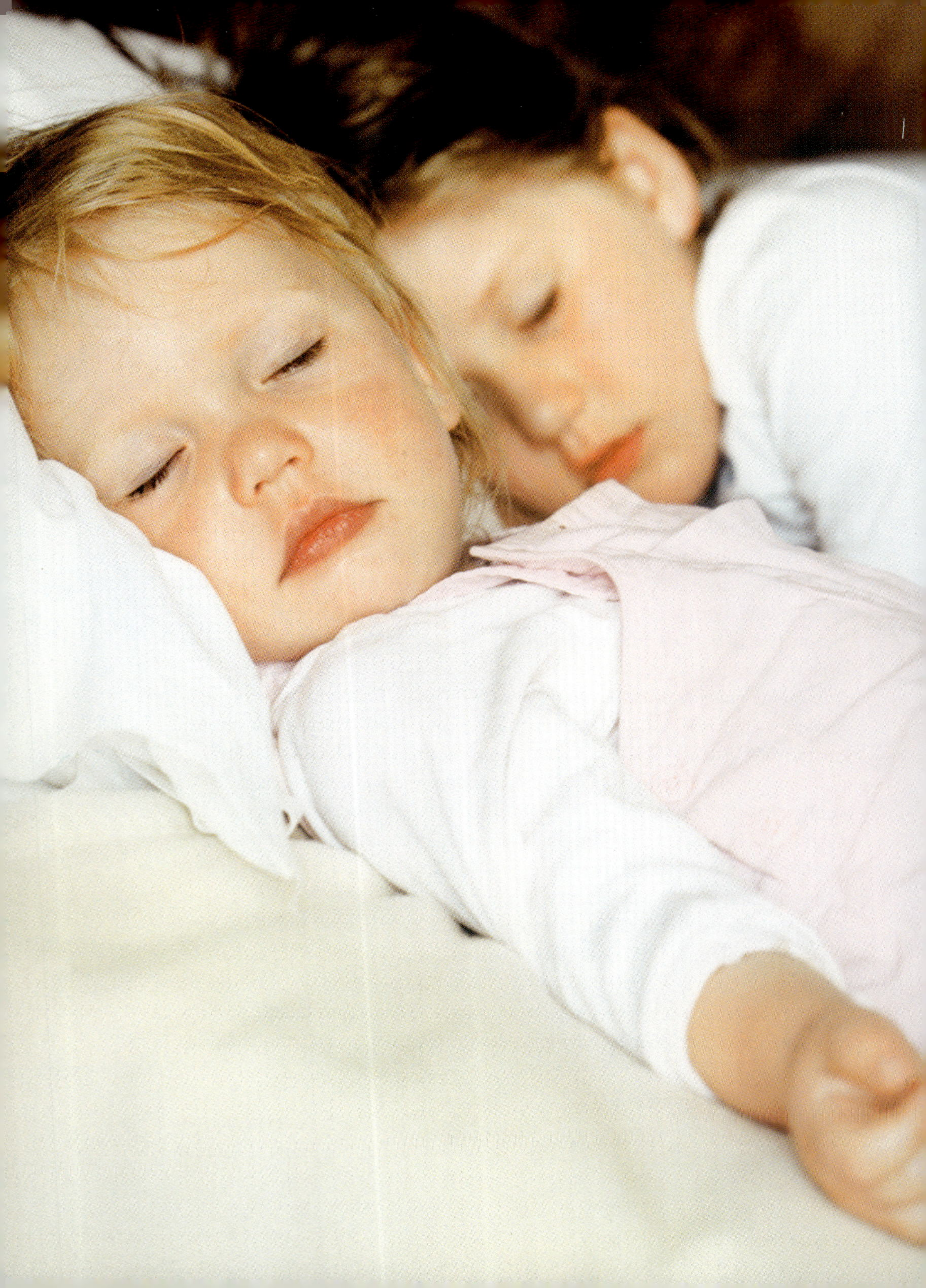

Ogni bambino dorme a modo suo

Dormire è piacevole e indispensabile per la nostra salute: proprio per questo trascorriamo circa un terzo della vita dormendo. Anche ai bambini piace dormire, benché alcuni genitori stentino a crederlo (e alcuni bambini non lo sappiano ancora...). I piccoli, però, specialmente fino all'età di un anno, dormono in modo diverso dagli adulti. In aggiunta, non c'è un bambino che dorma come un altro, pertanto il tempo necessario affinché il sonno acquisisca un ritmo regolare può variare notevolmente per ciascuno di loro.

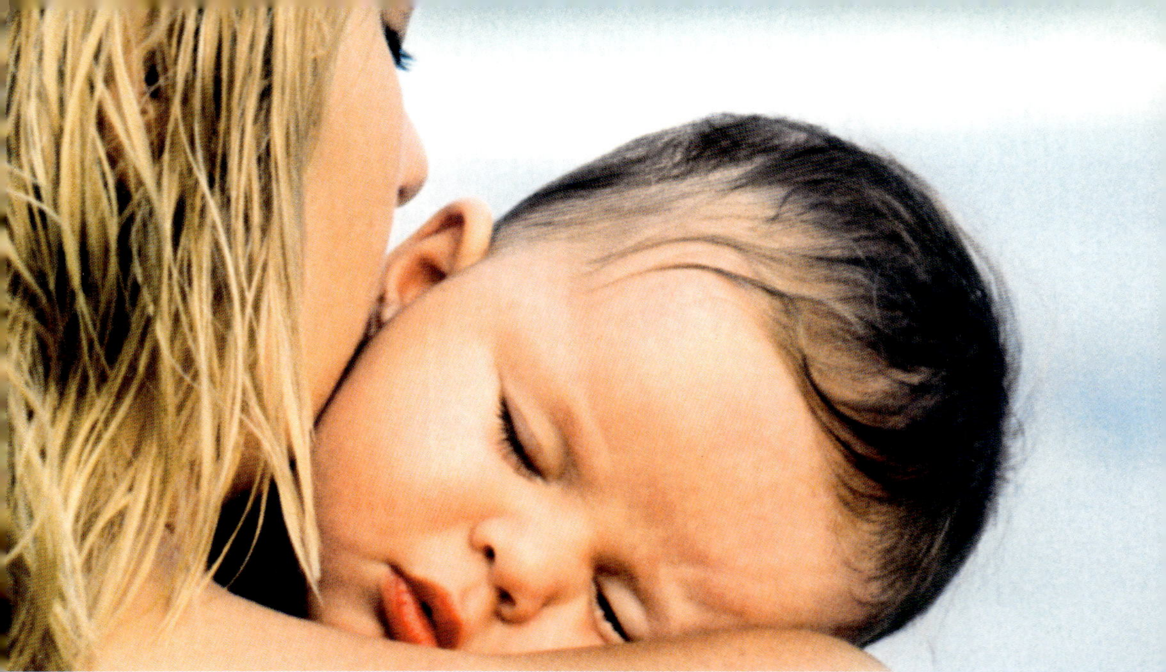

Fai la nanna, tesoro: sì, ma come?

Tutti i bambini vogliono dormire. Non sempre, però, i neonati e i bambini piccoli riescono a trovare un proprio ritmo. In effetti, per lasciarsi andare con tranquillità al sonno, hanno bisogno di condizioni adeguate e di acquisire alcune abitudini. Soprattutto, però, hanno bisogno che i genitori sappiano cogliere i loro segni di stanchezza e che si facciano guidare da essi. Perché questo compito sia più facile, è importante che i genitori siano il più possibile informati sulle caratteristiche del sonno in età infantile: quante ore dormono di norma i neonati, i bambini di pochi mesi e quelli più grandi? Quali fasi attraversa il sonno di un bambino nel corso della notte e quali modificazioni intervengono? I genitori hanno spesso idee vaghe su quante ore e sul modo in cui "dovrebbe" dormire il loro figlio. Per fortuna, al giorno d'oggi le conoscenze sul sonno dei bambini nell'età compresa tra la nascita e i tre anni sono ormai vaste. Ai loro genitori quindi sono concessi sonni, se non più lunghi, per lo meno più sereni.

Il segreto del sonno del vostro bambino

Prima di esaminare alcune nozioni generali relative al sonno, vale anzitutto la pena indagare su come dorme vostro figlio. Dedicate un po' di tempo a conoscere il bambino "nel sonno". Sedetevi accanto al suo letto e osservatelo mentre si addormenta, mentre cede al bisogno di dormire che si fa sempre più irresistibile e poi quando si abbandona a un sonno via via più profondo. Le braccia e le gambe hanno qualche leggero scatto, gli occhi si chiudono, il capo si reclina di lato... godetevi questi momenti meravigliosi! Se osserverete ancora più a lungo il bambino, potrete constatare che nel sonno si susseguono diverse fasi e accorgervi se sta dormendo più o meno profondamente, se la sua mente riposa o se è in un momento di intensa attività. Il piccolo potrebbe persino gratificarvi con uno dei tanto agognati "sorrisi angelici" che vi mandano in visibilio, oppure il suo visino potrebbe corrucciarsi in un broncio stizzito che suscita un desiderio irrefrenabile di consolarlo. In ogni caso, dopo una simile osservazione non avrete più alcun dubbio sul fatto che si stia godendo appieno il sonno, che dormire gli piaccia quanto a voi e che, in fin dei conti, sia capace di farlo. L'unico problema, forse, sarà che non dorme (ancora) nel modo ottimale per tutti coloro che lo circondano. Per offrirgli il sostegno di cui ha bisogno per imparare a farlo, è bene sapere quali processi, in effetti, caratterizzano il fenomeno del sonno.

Durante il sonno accadono molte cose

Perché i bambini dormono? Il motivo fondamentale non è certo quello di concedere una pausa di riposo ai loro genitori. I bambini dormono per rigenerarsi e per recuperare le forze.

Il sonno calmo

I bambini trovano il riposo fisico di cui hanno grande necessità nella fase definita di "sonno calmo". In caso di una pregressa mancanza di sonno, a essere recuperato per primo è proprio il sonno calmo e solo in seguito il cosiddetto "sonno attivo". Anche durante la fase di sonno calmo, tuttavia, il sonno può essere più o meno profondo. Nei bambini più grandi e negli adulti il sonno è profondo soprattutto nelle prime ore dopo essersi addormentati, che sono particolarmente riposanti e per lo più prive di sogni. Nel corso della notte le fasi di sonno profondo si riducono e aumentano invece quelle di sonno superficiale (sonno REM, da *Rapid Eye Movements*) o attivo. In effetti i bambini si svegliano più spesso dopo la mezzanotte, nel passaggio da una fase all'altra. Tuttavia ciò non accade automaticamente, perché nel sonno calmo vi è un naturale meccanismo di difesa da eventuali fonti di disturbo. Per esempio, il bambino che dorme inizialmente percepisce i rumori; se però questi sono ripetitivi, la sua reazione diventa sempre più debole, finché i rumori non lo svegliano più. Il cervello ha appreso a classificare lo stimolo come privo di importanza. È per tale ragione che, con l'andar del tempo, i rumori provenienti dalla strada e percepibili all'interno della casa cessano di essere un motivo di disturbo per il sonno del bambino.

Il sonno attivo

A differenza di quanto avviene nella fase di sonno calmo, in quella di sonno attivo il bambino si muove e contrae i muscoli, senza però svegliarsi. In questo stadio il cervello elabora le numerose, nuove impressioni ricevute durante lo stato di veglia, ponendole in relazione con le esperienze già archiviate nella memoria. Oggi è noto che sia la maturazione cerebrale sia la crescita fisica del bambino avvengono in parte nel sonno. Alcuni dati indicano persino che il sonno REM riveste particolare importanza ai fini dell'apprendimento e della memoria.

INFO

L'ABC DEL SONNO

Gli studiosi distinguono soprattutto due fasi del sonno, che lo differenziano dallo stato di veglia.

- Durante il sonno non-REM, calmo e profondo, il corpo è molto rilassato. La persona respira con regolarità e si riposa. In base alle caratteristiche del tracciato elettroencefalografico (EEG), nel sonno non-REM sono evidenziabili quattro stadi di diversa profondità (si veda anche l'illustrazione nella pagina seguente).
- Il sonno REM, o attivo, durante il quale fra l'altro si sogna, è caratterizzato da movimenti dei globi oculari visibili sotto le palpebre chiuse, contrazioni degli arti, smorfie e sorrisi, nonché da una minore frequenza respiratoria. Nelle fasi REM si dorme in modo più superficiale, pertanto i risvegli sono più frequenti.

Il ritmo del sonno e della veglia

Se osservate vostro figlio, potrete constatare che il suo comportamento cambia seguendo una determinata alternanza di sonno e di veglia. Per la precisione, nell'arco delle 24 ore sono molteplici i ritmi o cicli che si susseguono e che influiscono notevolmente sullo stato di benessere del bambino.

Il ciclo riposo-attività

Nel primo anno di vita la giornata del bambino si struttura in un ciclo riposo-attività di durata compresa fra i 50 e i 60 minuti. All'incirca a intervalli di un'ora il comportamento del bambino, pertanto, passa da uno stato di riposo a uno attivo e viceversa, indipendentemente dal fatto che sia sveglio o dorma. Quest'alternanza è osservabile più facilmente durante il sonno, in cui le fasi REM e non-REM si susseguono ogni 50-60 minuti. Nel passaggio dall'una all'altra il piccolo ha un breve risveglio, in genere incompleto. In un bambino che dorme "normalmente", nell'arco della notte ciò avviene circa nove volte.

Il ciclo sonno-veglia

Oltre al ciclo di riposo e attività, il bambino presenta un ciclo sonno-veglia, detto anche *ultradiano*. Dopo la nascita, esso si collega ben presto al ciclo fame-sazietà: le fasi di alimentazione, veglia e sonno si susseguono di solito ogni tre-quattro ore, con variazioni individuali nel ritmo di allattamento (sia al seno sia artificiale). Le fasi di sonno e di veglia seguono inoltre il ritmo della giornata, determinato fondamentalmente dall'alternanza giorno-notte nelle 24 ore. Poiché nella

Andamento del sonno del bambino a partire dal sesto mese di vita: le singole fasi del sonno.

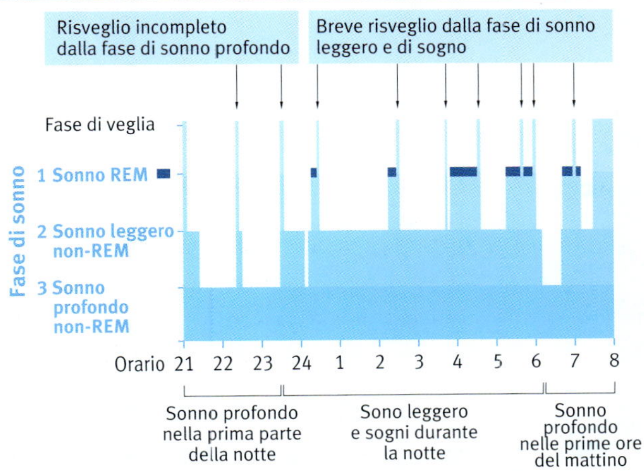

Con il progressivo aumento della durata del sonno, le interruzioni diventano sempre più frequenti. Gli intervalli tra le fasi di sogno (REM) si accorciano, mentre la durata delle fasi REM in sé si allunga.
Fonte: R. Ferber

maggior parte delle persone esso non coincide esattamente con la durata di una giornata e dev'essere quotidianamente sincronizzato con l'alternanza giorno-notte esterna, è definito *circadiano* (dal latino *circa*, "intorno a", e *dies*, "giorno"). Nel bambino, la sincronizzazione dell'orologio interno con il tempo scandito dall'esterno viene raggiunta grossomodo a partire dall'età di tre mesi. A seconda della durata del ritmo circadiano sonno-veglia, vostro figlio si rivelerà in seguito un "mattiniero" o un "nottambulo". Infatti, se il suo ritmo ha una durata superiore alle 24 ore, con ogni probabilità al risveglio avrete in famiglia un piccolo scorbutico, che solo a fatica e di malavoglia riuscirà ad aprire gli occhi al mattino. Il ritmo circadiano dei bambini mattinieri, invece, è più breve di 24 ore: fin dalle prime ore del giorno sono vispi e arzilli e trascinano i genitori giù dal letto. Benché nei primi mesi di vita prevalga il ciclo sonno-veglia ultradiano per l'intera giornata, ben presto nei cicli notturni la quota di sonno tende ad aumentare e quella di veglia a diminuire, mentre nelle ore diurne avviene l'opposto.

Che cosa possono fare i genitori?

Nell'acquisizione dei ritmi intervengono principalmente tre fattori: il cosiddetto "orologio interno", quello "esterno" e quello "sociale". L'orologio interno, ossia il ritmo circadiano, è da considerarsi innato e difficilmente modificabile. La luce del giorno e l'oscurità, così come la fame e la sazietà, rappresentano l'orologio esterno. Sono invece i genitori a esercitare l'influsso fondamentale sul temporizzatore sociale, per esempio adeguando il livello di rumore al ritmo sonno-veglia in ogni momento della giornata. Inoltre, i genitori possono influenzare le abitudini legate al sonno organizzando la giornata in modo tale da favorire il ritmo personale del proprio figlio.

Gli studi condotti hanno evidenziato che la regolarità del ritmo trasmette un senso di sicurezza e di protezione ai bebè. Inoltre, i neonati la cui gior-

IMPORTANTE !

OGNI BAMBINO È UN PICCOLO INDIVIDUO

Qualunque cosa leggiate a proposito dello sviluppo infantile, tenete sempre presente che ogni bambino ha un proprio ritmo e che esistono differenze individuali di notevole entità, sia riguardo ai tempi di maturazione sia nel temperamento. Non fate confronti con gli altri: l'unico riferimento per la valutazione deve essere sempre e soltanto vostro figlio.

nata è scandita da ritmi regolari dimostrano maggiore attenzione e interesse nei confronti dell'ambiente circostante e sono meno inclini a piangere o piagnucolare. Il rispetto di un certo ciclo è vantaggioso non soltanto per i bambini, ma anche per i genitori, che possono comprendere meglio i bisogni dei figli e interpretare più facilmente i loro segnali (per esempio, il pianto).

Le caratteristiche del sonno dei neonati

Grazie alle moderne tecniche elettroencefalografiche, oggi sappiamo molto sul sonno in fase prenatale. Fino alla trentaduesima settimana di gestazione, per esempio, il feto passa da una condizione simile al sonno a una di intensa attività. Nelle settimane successive sono già individuabili fasi simili a quelle di sonno calmo, benché il nascituro trascorra ancora la maggior parte del tempo in uno stato di sonno attivo. Nelle prime settimane di vita il rapporto fra sonno calmo e sonno attivo è equivalente. Tuttavia, oltre a questi due, è possibile rilevare numerosi stadi di sonno indefinito e nel neonato, come potete osservare voi stessi, si sussegue tutta una serie di condizioni comportamentali e fisiologiche: veglia attenta e tranquilla, sonnolenza, attività in stato di veglia, sonno, pianto o stadi intermedi caratterizzati da inquietudine e lamenti. A due-tre mesi di vita aumenta nettamente la durata delle fasi di veglia stabile, contraddistinta da attività e attenzione: ora, come constaterete in prima persona, potete comunicare e giocare con il vostro bambino molto più a lungo e sarete persino premiati con un sorriso espressamente rivolto a voi.

Il sonno attivo come prima fase

A differenza che negli adulti e nei bambini più grandicelli, il sonno dei neonati inizia con una fase di sonno attivo dalla quale, come si è detto, possono svegliarsi facilmente. È per questa ragione che, in molti casi, i bebè si spaventano terribilmente se, dopo essersi addormentati in braccio, vengono messi nel lettino. I più grandicelli, invece, crollano rapidamente nel sonno profondo e non si accorgono neppure, per esempio, di essere portati dall'automobile alla casa.
I neonati che dormono per più di quattro ore consecutive sono autentiche eccezioni. Solo quando hanno raggiunto una maturità sufficiente da poter saltare un pasto i genitori possono annunciare con orgoglio: "Nostro figlio dorme tutta la

notte senza svegliarsi"; a quel punto, infatti, si ha la coincidenza di due periodi di sonno. Ad altri neonati, invece, passano strane idee per la testa e scambiano la notte con il giorno: in questi casi occorrono alcune settimane affinché si realizzi l'inversione giorno-notte. Potete sostenere attivamente il bambino in questo processo aiutandolo a trovare un regolare ritmo giorno-notte.

Le caratteristiche del sonno nella prima infanzia

Attorno ai tre mesi di vita, in genere, il ciclo sonno-veglia si è ormai stabilizzato e adeguato al ritmo giorno-notte. A partire da questa età anche per i bebè la prima fase di sonno coincide con quella di sonno calmo, profondo: di solito dormono cinque volte nell'arco delle 24 ore e nel 70% dei casi senza interruzioni. Ciò non significa, però, che anche vostro figlio sia in grado di farlo.
Benché i bambini di pochi mesi di vita presentino un sonno profondo più "maturo" rispetto ai neonati, anch'essi si svegliano spesso durante la notte (come del resto gli adulti), per "controllare" che tutto sia a posto. Si tratta di risvegli incompleti e di breve durata, ma può anche capitare che il piccolo si desti del tutto se proprio in quel momento viene disturbato, per esempio, da un rumore o da una luce intensa. Nei più grandicelli, poi, possono intervenire vari problemi al momento di andare a letto e di addormentarsi. Se sanno già camminare, sfruttano tale autonomia per scendere dal letto e ritornare dai genitori in soggiorno o per "emigrare" nel lettone. Certi bambini hanno la sensazione di venire privati di qualcosa se gli adulti rimangono alzati dopo averli messi a dormire. Per ovviare a tali inconvenienti occorre anzitutto individuare le cause di quei comportamenti e adottare una linea di condotta coerente.

Per fortuna dei genitori, i neonati dormono molto più delle sette-otto ore che in seguito diventeranno abituali.

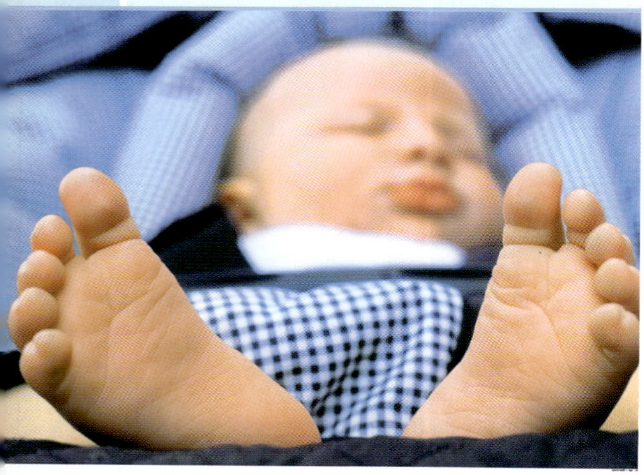

IL PIANTO È COLLEGATO AI DISTURBI DEL SONNO?

Si calcola che un bambino su quattro, dalla nascita fino al terzo mese di vita circa, strilli e piagnucoli in misura superiore alla media senza alcuna causa apparente. Il pianto eccessivo è stato a lungo attribuito alle cosiddette "coliche del terzo mese", cioè ai dolori a carico del tratto gastrointestinale di cui soffrono i neonati soprattutto nelle prime 12 settimane di vita. Oggi sappiamo che, in realtà, il problema riguarda una minoranza di bambini e si ipotizza che la causa del pianto sia invece da ricercarsi nelle difficoltà di regolazione del ritmo sonno-veglia, che raggiungono il loro apice intorno alla sesta settimana di vita.

I neonati particolarmente inclini al pianto fanno molta fatica ad acquisire un ritmo sonno-veglia. Hanno difficoltà ad addormentarsi (soprattutto nelle ore serali) e si svegliano con facilità nel passaggio tra le diverse fasi del sonno. A quel punto, ben desti nei loro lettini, spesso piangono per ore finché, esausti, riescono di nuovo a dormire.
I neonati che piangono eccessivamente soffrono di carenze di sonno perché, da un lato, il pianto impedisce loro di dormire e, dall'altro, si svegliano così di frequente da riuscire assai di rado a godere di un sonno ristoratore, profondo e tranquillo. Per questi bambini è molto importante dormire regolarmente di giorno: in caso contrario, la sera sono ancora più stanchi e uscire da un tale circolo vizioso diventa una vera impresa. A ciò si aggiunge che anche i genitori finiscono per arrivare ai limiti delle proprie capacità di resistenza e, rosi dai dubbi sul proprio ruolo, si sentono incapaci. Non pochi pensano che il proprio figlio sia l'unico a strillare in quel modo e che ciò li declassi a cattivi genitori.
Il pianto, tuttavia, non dipende necessariamente dal modo di agire degli adulti, quanto piuttosto dall'indole del bambino e, anche se di norma si riduce dopo il terzo mese di vita, continua a esercitare a lungo effetti sul comportamento relativo al sonno del piccolo: nell'80% circa dei casi, i bambini per i quali si richiede un consulto a causa di disturbi del sonno sono stati neonati inclini al pianto. Essi presentano un grado di sensibilità e di irritabilità nettamente superiore rispetto ai coetanei. Inoltre, per addormentarsi, continuano a richiedere gli stessi aiuti che i genitori, giustamente, avevano loro concesso nei primi tre mesi di vita. Tuttavia, se una volta superata la "fase critica" tali abitudini permangono, liberarsene diventa alquanto complicato. Alle pp. 100 e sgg. della nostra guida si forniscono suggerimenti efficaci in proposito.

Il sonno diurno

Un rituale per favorire il sonno può essere utile anche di giorno

La durata del sonno diurno varia notevolmente nel corso del primo anno di vita, fino ad azzerarsi progressivamente fra i due e i quattro anni d'età. La sua importanza, a differenza di quanto avviene per il sonno notturno, è spesso sottovalutata. Per i neonati le fasi di sonno a intervalli regolari di tre-quattro ore sono essenziali e l'organizzazione della giornata dovrebbe essere impostata di conseguenza. A partire dal terzo o quarto mese, i numerosi sonnellini durante il giorno tendono a concentrarsi in due momenti, uno al mattino e l'altro al pomeriggio, ciascuno della durata di una o due ore. Nel secondo anno di vita si passa poi a un unico riposino nelle prime ore del pomeriggio, che in seguito viene eliminato del tutto. La maggioranza dei bebè dorme spontaneamente di giorno per tutto il tempo di cui ha bisogno, e non è disturbata pur dormendo nella stessa stanza in cui si trattengono i genitori. Alcuni, però, per addormentarsi hanno bisogno di un aiuto anche di giorno e di norma si rivelano utili gli stessi accorgimenti cui si ricorre la sera. I bambini che hanno difficoltà a prendere sonno spesso riescono a farlo più agevolmente in una stanza fresca, aerata e tranquilla.

Avrà dormito abbastanza?

Spesso i genitori sono confusi perché non sanno esattamente per quanto tempo il loro figlio "debba" dormire per riposare a sufficienza. È un interrogativo a cui nessuno può rispondere, perché fin dalle prime settimane di vita la durata del sonno varia in ogni bambino: alcuni neonati dormono circa 20 ore al giorno, altri soltanto 13. Tenete presente che vostro figlio non ha letto le statistiche secondo le quali inizialmente dovrebbe dormire in media 16 ore al giorno! Il fabbisogno di sonno cambia nel corso della crescita, riducendosi gradualmente, pur con lievi oscillazioni. Il fabbisogno relativo di sonno, invece, non subisce grandi variazioni: certi bambini sono piccoli ghiri, mentre altri dormono meno e queste caratteristiche permangono nel tempo. Il bisogno di dormire nell'arco delle 24 ore si modifica a seconda dell'età approssimativamente nel seguente modo:

- fino a 3 mesi, fra le 12 e le 19 ore;
- dopo i 4 mesi, da 12 a 18 ore;
- dopo i 2 anni, da 11 a 16 ore.

Come potete constatare, il numero di ore di sonno presenta notevoli margini di variabilità. Non sorprende, quindi, che molti genitori siano in dubbio e si domandino se il loro bambino abbia davvero dormito abbastanza. La risposta è semplice: fatevi guidare da vostro figlio. Se di giorno si dimostra attivo, intraprendente ed equilibrato ha dormito a sufficienza. Se invece piagnucola, vorrebbe sempre avere il ciuccio in bocca, gioca svogliatamente ed è molto irritabile, il suo cattivo umore potrebbe essere dovuto alla mancanza di sonno. Il nostro consiglio, pertanto, è di osservare attentamente il piccolo per poter stabilire voi stessi con la massima attendibilità il suo reale fabbisogno di sonno.

Come stabilire la quantità di sonno necessaria

Un metodo efficace per verificare il fabbisogno di sonno di vostro figlio consiste nel tenere per alcuni giorni un "diario del sonno". A questo scopo potete fotocopiare e compilare gli schemi forniti alle pp. 20-21, che vi permetteranno di calcolare il numero medio di ore di sonno del bambino. Il sonno diurno e quello notturno, infatti, concorrono a formare un unico ammontare. Ciò significa che quanto più a lungo vostro figlio dorme di giorno, tanto meno dormirà di notte e viceversa. Soltanto se durante il giorno il piccolo non ha un aspetto riposato e vispo dovreste valutare se non sia il caso di farlo dormire un po' di più nelle ore diurne.

Per avere indicazioni attendibili, compilate il diario solo quando il bambino sta bene e la giornata si svolge in modo "normale", tale cioè da consentire sia al piccolo sia ai genitori di rispettare i propri ritmi. I periodi di malattia e di vacanza o le giornate movimentate non sono i più indicati per tenere un diario del sonno affidabile.

Vostro figlio è sempre stanco? Può essere utile compilare un "diario" per verificare qual è il suo effettivo fabbisogno di sonno.

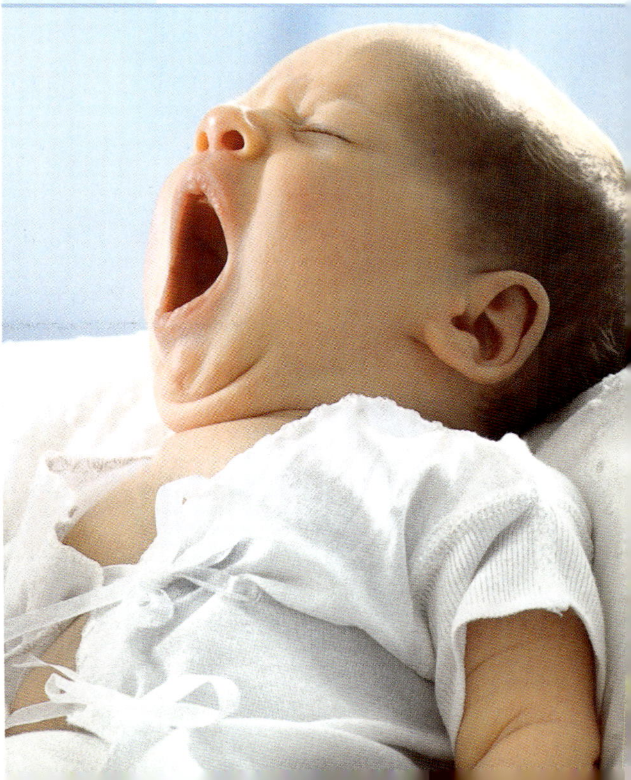

Il diario del sonno: uno strumento utile

Dopo aver compilato il "diario del sonno" dettagliato relativo alle 24 ore, presentato a p. 20, rispondete alle seguenti domande.

1. Di quante ore di sonno ha bisogno il mio bambino complessivamente?

Per stabilirlo, sommate tutte le unità di sonno di breve e lunga durata registrate nelle 24 ore, poi calcolate la media risultante da tutti i diari compilati finora.

2. Mio figlio resta a letto più tempo di quello in cui riesce a dormire?

Se il diario evidenzia che il bambino trascorre molto tempo a letto sveglio, significa che probabilmente il suo fabbisogno di sonno è minore di quanto pensate.

3. Mio figlio ha bisogno di un riposino pomeridiano per sentirsi bene? Se sì, per quanto tempo deve dormire durante il giorno?

Sottraete le ore di sonno notturno dal fabbisogno complessivo di sonno per calcolare la durata del sonno diurno.

4. Qual è l'orario ideale in cui far dormire il bambino di giorno, in modo che la sera vada a dormire all'ora desiderata e riesca ad addormentarsi senza difficoltà?

Tenete presente che se vostro figlio dorme fino alle 16, difficilmente riuscirà ad addormentarsi di nuovo alle 19, oppure rimarrà sveglio a lungo di notte perché ha riposato abbastanza.

5. A che ora dovrebbe andare a dormire mio figlio e a che ora dovrebbe alzarsi al mattino?

Per stabilirlo, sottraete il numero di ore di sonno diurno dal fabbisogno complessivo di sonno quotidiano. Solo così voi e vostro figlio potrete porvi un obiettivo realistico. Vale infatti il principio per cui chi dorme poco di giorno dormirà più a lungo di notte. Non dimenticate, però, che anche l'eccessiva stanchezza può ostacolare il sonno. In linea di massima, più tardi va a dormire la sera, tanto più tardi il

› Prevedere momenti regolari di riposo durante la giornata è altrettanto importante per la mamma quanto per il bambino.

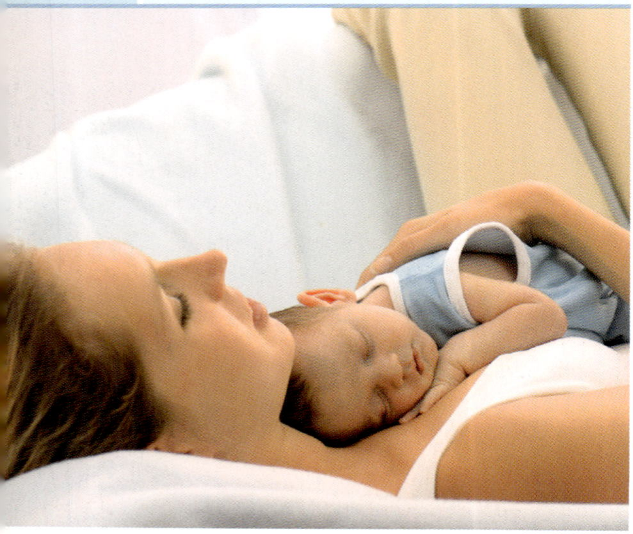

bambino si alzerà al mattino, e viceversa. Non sottovalutate, inoltre, che la sera i genitori hanno diritto di trascorrere un paio d'ore da soli! Questa regola non vale per le giornate eccezionali: se una sera il bambino va a letto tardi perché è venuta a trovarlo la nonna, difficilmente il giorno dopo dormirà più a lungo (purtroppo!), perché l'impostazione dell'orologio interno non varia così in fretta.

Il diario del sonno giornaliero e settimanale

Potete effettuare una verifica del fabbisogno di sonno ogni qualvolta vi accorgete che la qualità del sonno di vostro figlio peggiora, oppure quando i due sonnellini diurni si riducono a un solo riposino pomeridiano, o anche quando quest'ultimo viene eliminato del tutto. Inoltre, tenete presente che, crescendo, il bambino ha bisogno di un minor numero di ore di sonno, oppure che deve alzarsi prima per andare all'asilo nido o alla scuola materna. Per queste e altre fasi di adattamento il diario del sonno può essere senz'altro utile.
In casi del genere il diario dettagliato relativo alle 24 ore può fornire informazioni importanti sul comportamento relativo al sonno e su altre particolarità o disturbi che lo riguardano. Effettuare tali registrazioni per alcuni giorni è molto utile anche qualora decidiate di consultare uno specialista. Se invece volete limitarvi a calcolare o a verificare il fabbisogno di sonno, è sufficiente compilare il diario settimanale, in forma più concisa, riportato a p. 21.

CHI VIGILA SUL SONNO DELLE MADRI?

CONSIGLIO

Madri, passate al contrattacco: compilate un diario del sonno per voi stesse: potrete rendervi conto – e lo stesso vale per il vostro partner – di quanto riusciate realmente a dormire (poco, presumibilmente). Nei primi mesi di vita del bambino le donne, soprattutto se allattano al seno, soffrono spesso di una privazione di sonno. Il riposo, invece, dovrebbe essere considerato sacrosanto per loro, specie in considerazione del loro ruolo vitale per la sopravvivenza stessa dei piccoli; anche la gioia dello stare insieme viene offuscata se tutti sono stremati dalla stanchezza. Il consiglio è quindi quello di sfruttare ogni possibile occasione per fare un sonnellino. Lasciate stare il bucato da stirare e le stoviglie da riordinare: la conduzione domestica non può sempre essere perfetta. Appena vostro figlio dorme, riposatevi anche voi.

IL DIARIO DEL SONNO GIORNALIERO

	MATTINO						POMERIGGIO						SERA						NOTTE					
	7	8	9	10	11	12	13	14	15	16	17	18	19	20	21	22	23	24	1	2	3	4	5	6
Inquietudine, piagnucolio																								
Pianto																								
Sonno																								
Pappa																								
Gioco con i genitori																								
In braccio																								
Nel suo lettino																								
Nel letto dei genitori																								
Metodi usati per calmare il bambino: cullarlo, presenza della mamma, canto, poppata, ciuccio, camomilla, peluche ecc.																								
Farmaci																								

Fonte: Christine Rank, *Einschlafen, (k)ein Kinderspiel*, Walter-Verlag.

A che ora avete messo a letto il bambino la sera? .... A che ora si è svegliato spontaneamente al mattino? ....

Quanto tempo impiega ad addormentarsi? .... Ha bisogno di aiuto per addormentarsi?........ Che tipo di aiuto? ....

Quante volte si è svegliato durante la notte? .... Ha bisogno di aiuto per riaddormentarsi di notte? .... Che tipo di aiuto? ....

Qual è stato il momento più bello della giornata con il vostro bambino? .... Che aspetto aveva? .... Come vi siete sentiti oggi? ....

Ora	7	8	9	10	11	12	13	14	15	16	17	18	19	20	21	22	23	24	1	2	3	4	5	6
Sonno																								
Veglia																								
Ora	7	8	9	10	11	12	13	14	15	16	17	18	19	20	21	22	23	24	1	2	3	4	5	6
Sonno																								
Veglia																								
Ora	7	8	9	10	11	12	13	14	15	16	17	18	19	20	21	22	23	24	1	2	3	4	5	6
Sonno																								
Veglia																								
Ora	7	8	9	10	11	12	13	14	15	16	17	18	19	20	21	22	23	24	1	2	3	4	5	6
Sonno																								
Veglia																								
Ora	7	8	9	10	11	12	13	14	15	16	17	18	19	20	21	22	23	24	1	2	3	4	5	6
Sonno																								
Veglia																								
Ora	7	8	9	10	11	12	13	14	15	16	17	18	19	20	21	22	23	24	1	2	3	4	5	6
Sonno																								
Veglia																								
Ora	7	8	9	10	11	12	13	14	15	16	17	18	19	20	21	22	23	24	1	2	3	4	5	6
Sonno																								
Veglia																								

Nella riga corrispondente a “Veglia” indicate le azioni compiute da vostro figlio, per esempio C = rimanere calmo, P = piangere, M = mangiare.

Fonte: Andre Kahn, *Die Schlafschule*, dtv.

IL DIARIO DEL SONNO SETTIMANALE

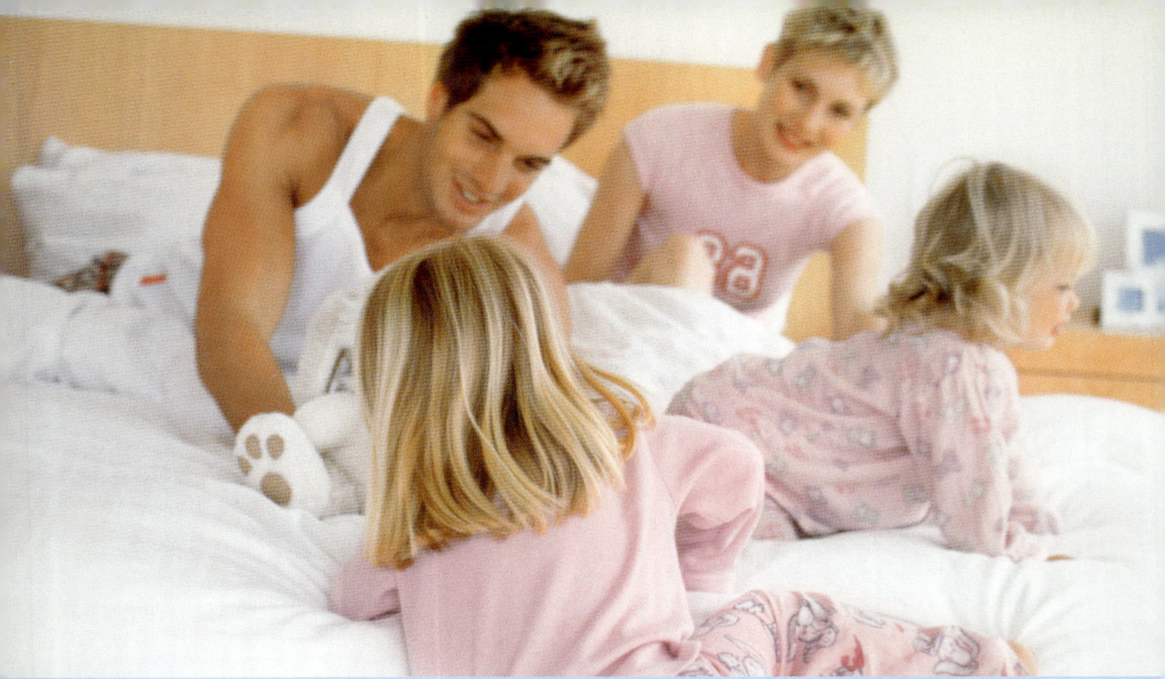

Se il sonno è disturbato

Prima o poi ogni bambino piccolo ha qualche problema con il sonno. Spesso bastano un paio di giorni o di settimane perché riprenda a dormire in modo soddisfacente, ma talvolta le difficoltà permangono. In genere i genitori dei bambini che soffrono di disturbi del sonno sono esausti e sull'orlo della disperazione: mentre i figli di solito, nonostante tutti i problemi, recuperano il sonno perduto, le madri e i padri non riescono più a ritrovare il ritmo sonno-veglia per via dei numerosi risvegli notturni.
Proprio nella prima infanzia possono insorgere difficoltà ad addormentarsi e a dormire senza interruzioni dovute a molteplici cause, la cui individuazione non è sempre immediata: talvolta sono riconducibili a una particolare condizione fisica oppure allo stadio di sviluppo o di maturazione; altre volte entrano in gioco fattori psicologici, sociali o ambientali. Spesso, tuttavia, tali difficoltà dipendono da specifiche abitudini relative alla fase di addormentamento.

Che cosa sono i disturbi del sonno?

Un bambino che nei primi mesi di vita ha difficoltà ad addormentarsi e a dormire senza interruzioni per un tempo sufficiente non ha ancora acquisito un ritmo sonno-veglia regolare, ma non si può certo dire che soffra di disturbi del sonno. Una diagnosi del genere può essere formulata da uno specialista solo a partire dal sesto mese, quando i problemi relativi al sonno si concentrano nelle ore notturne. Si può affermare che un bambino presenta disturbi del sonno se:

- si sveglia più di tre volte per notte;
- resta sveglio in media più di 20 minuti;
- ha bisogno della presenza dei genitori per riaddormentarsi;
- i problemi si manifestano costantemente da almeno tre mesi.

La gravità del disturbo varia in funzione della frequenza e della durata dei periodi di veglia notturna. Inoltre, si tiene conto dell'impegno necessario per aiutare il bambino ad addormentarsi, dello sforzo, valutato soggettivamente, richiesto ai genitori e dello stato d'animo in cui si trova il bambino. Si stima che un bambino su cinque presenti disturbi del sonno e spesso i problemi permangono per tutta la prima infanzia, fino all'età prescolare.

Disturbi del sonno dovuti a fattori fisici

Solo in rarissimi casi le ragioni del sonno disturbato sono riconducibili a fattori fisici. In presenza di gravi alterazioni del sonno occorre escludere anzitutto tale origine rivolgendosi al pediatra, prima di procedere a ulteriori indagini. Tenete presente che anche malattie come un'otite media, una gastroenterite o un raffreddore possono impedire al bambino di dormire a causa, per esempio, del dolore o delle difficoltà respiratorie.

Disturbi del sonno conseguenti a patologie croniche

Per un esiguo numero di bambini, l'impossibilità di dormire per un tempo prolungato è secondaria a patologie croniche. Talvolta può insorgere un'intolleranza alimentare, per esempio nel passaggio dall'allattamento al seno al latte artificiale. Dormire può risultare difficile per il bambino anche a causa di disturbi quali il reflusso gastroesofageo (la risalita dei succhi gastrici nell'esofago), la dermatite atopica o un'allergia (per esempio, quella agli acari della polvere associata all'asma). In casi alquanto rari possono insorgere ripetute apnee, ossia interruzioni temporanee della respirazione dovute a problemi a livello del sistema nervoso centrale (sindrome da apnea centrale nel sonno), al restringimento e all'ostruzione delle vie aeree connessi a raffreddori, polipi o all'ingrossamento di tonsille e adenoidi (sindrome delle apnee ostruttive nel sonno). In simili evenienze si impone la massima prudenza, poiché si ritiene che gli episodi di apnea nel sonno possano scatenare la sindrome della morte improvvisa del neonato (*Sudden Infant Death Syndrome*, SIDS) o morte in culla. I segni predittivi sono, oltre alle apnee prolungate (per più di cinque secondi), il russamento, l'ipertraspirazione notturna, una respirazione faticosa prevalentemente a bocca aperta e la posizione del capo reclinata all'indietro mentre il bambino dorme.

Se vostro figlio presenta segni di questo tipo durante il sonno, dovete parlarne con il pediatra. La visita dell'otorinolaringoiatra ed eventualmente un consulto presso un centro per i problemi del sonno consentono di effettuare una valutazione attendibile. A tal fine, il piccolo viene ricoverato per una o due notti in osservazione (di norma insieme alla mamma o al papà) e sottoposto a elettroencefalogramma ed elettrocardiogramma per verificare la funzionalità cerebrale e cardiaca. Vengono monitorati, inoltre, i movimenti oculari, la respirazione e l'attività dei muscoli in essa coinvolti, i livelli di ossigeno e di anidride carbonica nel sangue. Una videocamera riprende la posizione corporea e i movimenti degli arti inferiori, mentre un microfono registra fedelmente il russamento e tutti i rumori considerati significativi ai fini della valutazione. In base ai referti si potranno poi predisporre idonee misure precauzionali ricorrendo, per esempio, ad apparecchi di monitoraggio da installare a casa.

INFO

LE CAUSE DEL TERRORE NOTTURNO

Non sono ancora del tutto note le cause del terrore notturno, o *pavor nocturnus*, caratterizzato da accessi di terrore durante il sonno provocati da sogni o allucinazioni. Rientra, comunque, fra i comuni disturbi del sonno della prima infanzia e non è né un comportamento anomalo né la conseguenza di un'educazione sbagliata. Si riscontra per lo più nella fascia d'età compresa tra la fine dell'età prescolare e quella scolare. Non è ancora disponibile una terapia specifica.

Parasonnie

Fra le parasonnie (eventi anomali che si verificano durante il sonno) vanno annoverati il sonnambulismo e gli incubi che spesso provocano il brusco risveglio dei bambini sin dai due anni d'età. Soprattutto fino ai quattro anni gli incubi possono risultare alquanto minacciosi, poiché i piccoli non sono ancora in grado di distinguere fra il sogno e la realtà.

Talvolta i genitori confondono il *pavor nocturnus* con un incubo, ma i due disturbi sono chiaramente distinguibili. Il terrore notturno insorge prevalentemente nella prima metà della notte, nel passaggio dal sonno profondo a quello superficiale (fase REM), mentre gli incubi si verificano nella seconda metà della notte durante il sonno REM con sogni. In caso di *pavor nocturnus* il bambino non riconosce i genitori e non riesce a calmarsi; si siede sul letto con gli occhi sbarrati, urla, si dimena o corre perfino per la stanza in maniera bizzarra. Dopo 5-15 minuti in genere tutto passa e il giorno dopo il piccolo non ricorda nulla. Durante gli episodi di *pavor nocturnus* non si deve cercare di calmare il bambino o di prenderlo in braccio, perché reagirà opponendosi e potrebbe farsi male; l'importante è garantire la sua incolumità. Quando il bambino ha un incubo, invece, si sveglia, manifesta paura, piange o chiama i genitori e il mattino dopo è ancora in grado di ricordare l'accaduto. In questo caso ha bisogno di essere consolato: prendetelo in braccio, accarezzatelo, coccolatelo e lasciate che venga nel letto con voi. Potrete poi riportarlo nel suo lettino una volta che si è tranquillizzato.

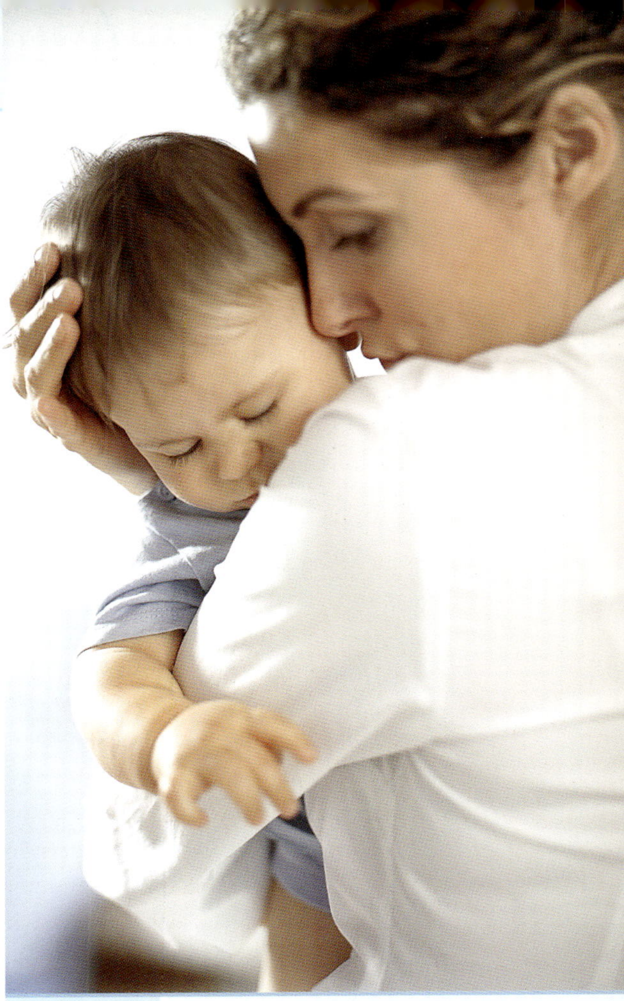

Se di notte il bambino si sveglia a causa di un brutto sogno, per tranquillizzarsi ha bisogno del vostro aiuto.

Due ulteriori fenomeni possono verificarsi durante il sonno: il dondolio del capo e i movimenti ritmici notturni. Fra il sesto e il dodicesimo mese di vita, il

50% dei bambini muove ritmicamente le gambe nel sonno, fa oscillare il corpo o addirittura batte il capo contro il letto. Ciò avviene di solito durante la fase di addormentamento. Poiché si tratta di comportamenti sui quali difficilmente si può intervenire, i genitori spesso si preoccupano e temono che il bambino possa essere affetto da un handicap o soffrire di "ospitalismo" (una sindrome riscontrata nei bambini deprivati dal punto di vista psicosociale, in passato diffusa negli orfanotrofi). Si tratta invece di condotte del tutto innocue, compreso il dondolio del capo, a condizione che il piccolo non si ferisca. A partire dal secondo anno d'età, la maggior parte dei bambini non ha più bisogno di ricorrere a questi "mezzi" per addormentarsi; fino a quel momento, dunque, potete adattare adeguatamente il lettino perché non si faccia male.

L'educazione influisce sul sonno

Una volta che il pediatra ha escluso eventuali patologie che possano giustificare il sonno disturbato del bambino, i principali criteri in base ai quali valutare se sussista o no un problema specifico sono il grado di stanchezza e la privazione di sonno che la situazione comporta per i genitori. Anche nel caso in cui un bambino si svegli una decina di volte ogni notte, non si parlerà di disturbo del sonno finché il piccolo apparirà sereno e in forma durante il giorno e i genitori non ne risentiranno a loro volta. Madri e padri, tuttavia, sono in genere molto provati dopo una o più notti trascorse in questo modo, tanto più se durante il giorno il figlio è molto piagnucoloso ed essi stessi si sentono sfiniti.

In gran parte dei casi le difficoltà legate al sonno non dipendono da problemi fisici, ma da un "malinteso" fra i genitori e i figli. Spesso madri e padri non hanno le idee chiare su ciò che possono pretendere da loro al momento di addormentarsi, né sul proprio ruolo nell'aiutarli. Tale incertezza si traduce in lunghe "cerimonie" al momento di mettere a letto i bambini o nell'incapacità di stabilire limiti, e il tutto fa sì che l'addormentamento sia un'operazione più complessa del dovuto.

INFO

DISTURBI DEL SONNO DI ORIGINE AMBIENTALE

Il lettino di vostro figlio è accostato a una fredda parete esterna? L'ambiente è molto rumoroso? Abitate in spazi ristretti? Anche fattori di questo tipo possono ostacolare un buon sonno ristoratore. Alle pp. 39 e sgg. troverete alcuni suggerimenti per garantire che vostro figlio dorma in condizioni ottimali.

Quando le abitudini diventano un peso

Le cause più frequenti delle difficoltà a dormire sono i metodi adottati per far addormentare i bambini che, pur essendo efficaci con i neonati, vengono erroneamente mantenuti dopo il terzo mese di vita. Spesso, inoltre, si proseguono i faticosi rituali di addormentamento sperimentati in situazioni particolari, per esempio con i neonati inclini al pianto, durante una malattia, in vacanza o dopo un trasloco. In queste fasi i nostri figli hanno effettivamente bisogno di una maggiore vicinanza e sicurezza, soprattutto di sera: potremo cullarli tenendoli in braccio finché si addormentano o persino dondolarci con loro su una palla grande per attività psicomotorie, oppure lasciarli appisolare poppando al seno. Nulla da obiettare se il ricorso a tali mezzi si limita alle "emergenze".

I problemi nascono invece se i genitori seguitano a utilizzare questi metodi anche quando la situazione si è normalizzata. Il piccolo, ovviamente, continuerà a pretendere attenzioni, poiché i bambini sono abitudinari per eccellenza e vogliono essere portati a letto e addormentarsi nel modo che per loro è familiare e piacevole. Per loro è del tutto indifferente se, a tale scopo, il papà è costretto a fare il giro dell'isolato in macchina o innumerevoli percorsi con il passeggino. Se un bambino ha scoperto di potersi addormentare meravigliosamente in braccio alla mamma o al papà – che magari adotta questo "trucco" svariate volte – è certo che il bebè piangerà a squarciagola finché i genitori, disperati, non lo culleranno tenendolo in braccio, anche a rischio di rimanere con il braccio anchilosato.

› Aiutate il bambino, con amorevole fermezza, ad addormentarsi da solo nel suo letto.

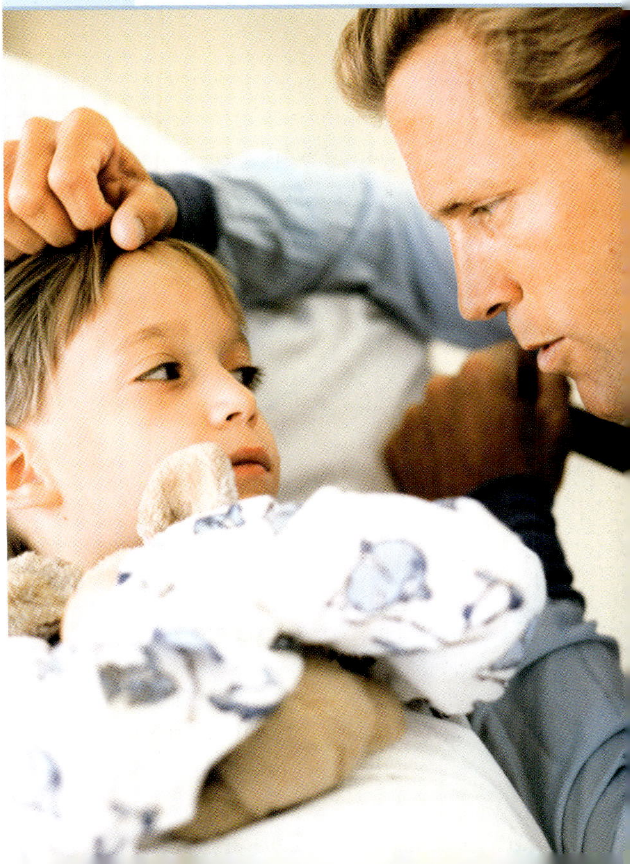

RILASSATI IN MEN CHE NON SI DICA

I genitori con figli piccoli soffrono di una cronica carenza di sonno. Se il bambino, per di più, ha difficoltà a dormire, è facile incorrere ben presto in un costante stato di prostrazione. Cercate di sfruttare ogni possibile occasione per riposare. Il riposino pomeridiano o i sonnellini diurni del vostro piccolo sono i momenti ideali per farlo.

Quando la mamma e il papà sono talmente sfiniti e nervosi da non riuscire più a "staccare la spina", è consigliabile ricorrere a piccoli rituali di rilassamento per recuperare le energie. Ricordate che il fabbisogno di sonno di vostro figlio è molto superiore al vostro e approfittate di tale opportunità.

CONCEDERSI QUALCHE GRATIFICAZIONE

Anche se non desiderate dormire, utilizzate espressamente la "baby-pausa" per fare qualcosa che vi faccia sentire bene. Per esempio, concedetevi un bel bagno con la vostra essenza preferita. Prendete con voi un buon libro da leggere mentre siete nella vasca o ascoltate un po' di musica. Soprattutto, immaginate di immergervi in un altro mondo: è il metodo più rapido per rilassarsi.

RITUALI PER GENITORI STRESSATI

I rituali hanno un effetto tranquillizzante non soltanto sui bambini, ma anche su di voi. Che ne dite di una "cerimonia del tè"? Preparate un infuso rilassante, per esempio a base di fiori di lavanda e d'arancio, melissa e passiflora (da acquistare in farmacia o in erboristeria). Mettetene un cucchiaino per ogni tazza e lasciate in infusione per 10 minuti.

EFFLUVI RILASSANTI

Alcuni oli essenziali (da acquistare nei negozi di prodotti naturali o in farmacia) esercitano un'azione rilassante, e ciò indipendentemente dal modo in cui sono somministrati: si possono aggiungere alle miscele per massaggi, diluire nell'acqua della vasca o utilizzare nell'apposito diffusore. Per ottenere un olio per massaggi, versatene 10 gocce in 100 ml di olio di germe di grano o di mandorle; con una quantità minima di questa miscela potete anche profumare l'acqua del bagno. Se usate il diffusore, versate un paio di gocce di essenza nell'apposita vaschetta per l'acqua. L'effetto è ancora più rapido se imbevete con poche gocce di olio essenziale un batuffolo di cotone o un fazzolettino da porre in una ciotolina che terrete accanto a voi (per esempio, vicino al divano).

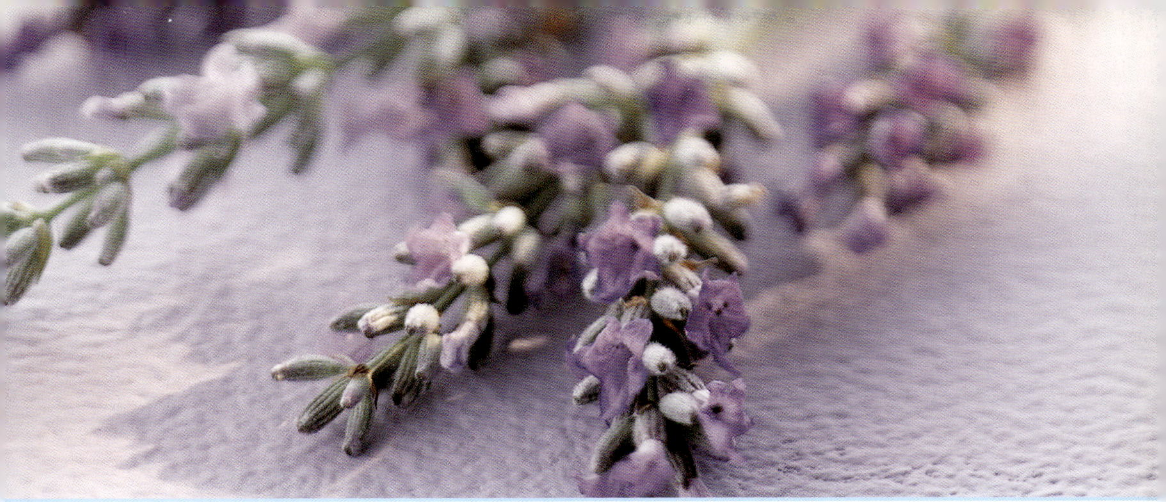

- Gli oli essenziali di lavanda, rosa, arancio amaro e salvia sclarea esercitano un'azione calmante e rilassante.
- Gli oli essenziali di bergamotto, geranio, legno di cedro e limone hanno proprietà distensive.

RESPIRAZIONE PROFONDA

Nei corsi di preparazione al parto si insegna alle future madri a rilassarsi mediante la respirazione addominale consapevole. Potete adottare lo stesso metodo per riposarvi: in posizione seduta o sdraiata, appoggiate le mani sull'addome e respirate concentrando la vostra attenzione su questa zona. Passate mentalmente in rassegna tutte le parti del corpo e "portate" il vostro respiro in ciascuna di esse. Soffermatevi più a lungo sulle zone in cui avvertite tensione, fino ad avvertire una sensazione di rilassamento.

RICARICARSI CON LA MUSICA

Per molte persone ascoltare musica è un ottimo distensivo. Provate con la musica da meditazione o con un rasserenante brano di musica classica. Qualche volta, invece, ciò che serve per rilassarsi sono proprio gli sfrenati ritmi da ballo, con cui scatenarsi per scaricare l'aggressività.

RILASSAMENTO "PUNTO PER PUNTO"

La digitopressione è una pratica millenaria utilizzata nella medicina tradizionale cinese che può esservi di aiuto, fra l'altro, per rilassarvi o per addormentarvi più facilmente. Premete per circa quattro minuti, con un lento movimento circolare, il punto situato al centro fra le sopracciglia: così facendo, libererete un'energia calmante ed equilibrante. Distensione, armonia e relax si trasmettono anche agendo su un punto situato lungo il lato interno del polpaccio, a metà fra il ginocchio e il malleolo: esercitate su di esso una pressione leggera per circa tre minuti, sempre con un movimento circolare.

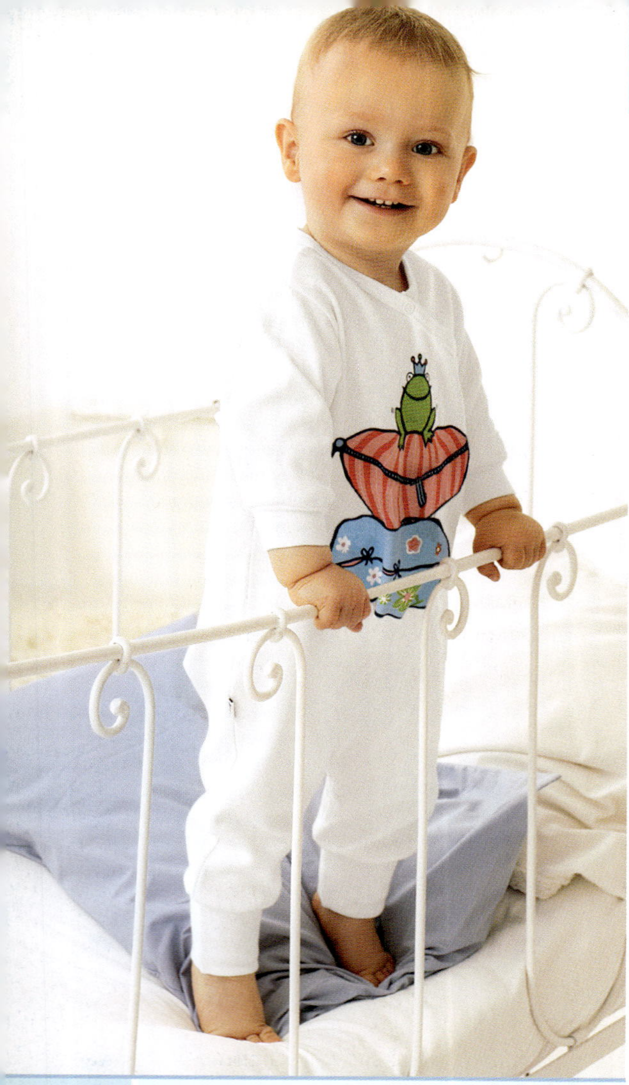

"Non voglio dormire!": man mano che vostro figlio diventa più autonomo il sonno può creare nuovi problemi.

Capriccio o vero bisogno?

Alcuni genitori lasciano che il bambino giocherelli tirando loro i capelli o i lobi degli orecchi per ore, perché sembra che diversamente il pargolo non riesca a chiudere occhio. Considerano quello che in effetti è un capriccio come un vero bisogno e, ovviamente, desiderano soddisfarlo. D'altronde è più comodo cedere alle richieste del piccolo che impegnarsi in una "lotta di potere". Proprio in ciò, tuttavia, risiede la ragione del malinteso: è vero che il bambino ha acquisito volentieri tale abitudine, però la sua felicità non dipende certo da essa. Infatti, giocherellare con i capelli o essere portati in giro in automobile per addormentarsi non sono bisogni reali.

È sconcertante osservare quanti genitori oltrepassino i propri limiti per rispondere a quelle che considerano autentiche esigenze dei bambini e, non di rado, finiscano con l'innescare un circolo vizioso assecondando le loro abitudini più stravaganti fino a ritualizzarle. Fortemente innervositi e ormai sfiniti, numerosi adulti sviluppano sentimenti aggressivi nei confronti dei figli, li sgridano, li scuotono, addirittura li percuotono o magari, ciò che è peggio, li ignorano. Comportamenti del genere, a loro volta, suscitano in quasi tutti i genitori ulteriori sensi di colpa: desiderano essere amorevoli e sanno che non dovrebbero reagire in quel modo, e si sforzano di riparare al proprio torto lasciando giocherellare il bambino per un tempo ancora più lungo, finché risultano stremati. Il circolo vizioso, così, trova nuove occasioni per alimentarsi. In effetti non è facile – benché non sia affatto impossibile – abbandonare certe abitudini ritualizzate. Alle pp. 85 e sgg. troverete alcuni suggerimenti per far sì che vostro figlio cambi le sue abitudini.

Se la separazione è difficile

Gli ostinati tentativi di un bambino di rimandare il più possibile il momento di andare a letto o di non rinunciare alla presenza di un genitore quando sta per addormentarsi possono celare un problema di separazione. Le difficoltà connesse all'addormentamento possono acuirsi proprio nelle fasi dello sviluppo in cui i piccoli imparano ad affrontare le separazioni e acquisiscono una maggiore autonomia. A partire dal nono mese di vita, i bambini aspirano a una crescente indipendenza. Iniziano dapprima a gattonare, quindi a camminare e possono così

LO SVILUPPO PUÒ DISTURBARE IL SONNO

INFO

Nei primi anni di vita lo sviluppo dei bambini procede a un ritmo molto rapido e talvolta le singole tappe vengono raggiunte con veri e propri "balzi", che possono innervosire i piccoli e provocare temporanei disturbi del sonno.

- Il sonno può essere impedito dalla dentizione.
- Durante lo svezzamento, momento che segna una prima fase di separazione, il bebè può sentirsi disorientato (la stessa cosa può accadere anche alla mamma) e richiedere una più assidua presenza dei genitori, soprattutto la notte.
- Nel secondo semestre di vita, sempre a partire dallo svezzamento, emerge con crescente intensità il desiderio di autonomia. Al contempo si instaurano un saldo legame (il bambino si "attacca alle gonne" della madre) e una più forte ansia da separazione.
- Anche la cosiddetta "età dei no" (dai 15 mesi di vita) può comportare problemi. In particolare, al momento di addormentarsi i bambini amano mettere alla prova i propri limiti e conquistare nuovi spazi di indipendenza, opponendo vigorosi "no".
- Verso la fine del secondo anno di vita cominciano a manifestarsi incubi e brutti sogni, che nel terzo e quarto anno, i cosiddetti anni "magici", diventano ancora più frequenti a causa di una fantasia ormai vivacissima.

allontanarsi dai genitori. D'altra parte, godere di tanta libertà è un'esperienza nuova che può suscitare anche una certa ansia: dove trovare protezione e sicurezza se mamma e papà non sono più a portata di mano? A ciò si aggiunge il fatto che, ora, il bambino ha paura di tutte le persone estranee che gli si avvicinano troppo e comincia a "fare il vergognoso". L'impulso all'esplorazione in questa fase dello sviluppo è strettamente correlato con il bisogno di vicinanza: quanto più il pargolo si allontana dalla "base" sicura, tanto più aumenta il bisogno di rassicurazione e di contatto. Da un lato desidera scoprire il mondo ma, dall'altro, vive la dipendenza dai genitori e l'ansia da separazione che ne deriva.

Il bisogno di rassicurazione

In questa fase il bambino ha costantemente bisogno di assicurarsi che la persona di riferimento sia sempre presente: la cerca, la insegue gattonando o correndole dietro, oppure la chiama. Il piccolo non ha ancora acquisito la nozione che i genitori, pur restando fuori del suo campo visivo per un certo lasso di tempo, continuano a esserci e che ritorneranno. È senz'altro comprensibile, pertanto, che anche (e soprattutto) al momento di andare a letto si manifestino ansie da separazione. I bambini in grado di tollerare le brevi separazioni durante il giorno e di tranquillizzarsi da soli (per esempio borbottando tra sé e sé, cullandosi o succhiando) sono quelli che riescono a farlo nel modo migliore.

Molto utili in proposito possono essere anche un morbido orsacchiotto, una "copertina delle coccole" o un succhiotto: oggetti beneamati che diventano assidui compagni di gioco e aiutano il piccolo a superare le brevi separazioni.

"Cucù!": giocando, il bambino può imparare con facilità ad affrontare le brevi separazioni.

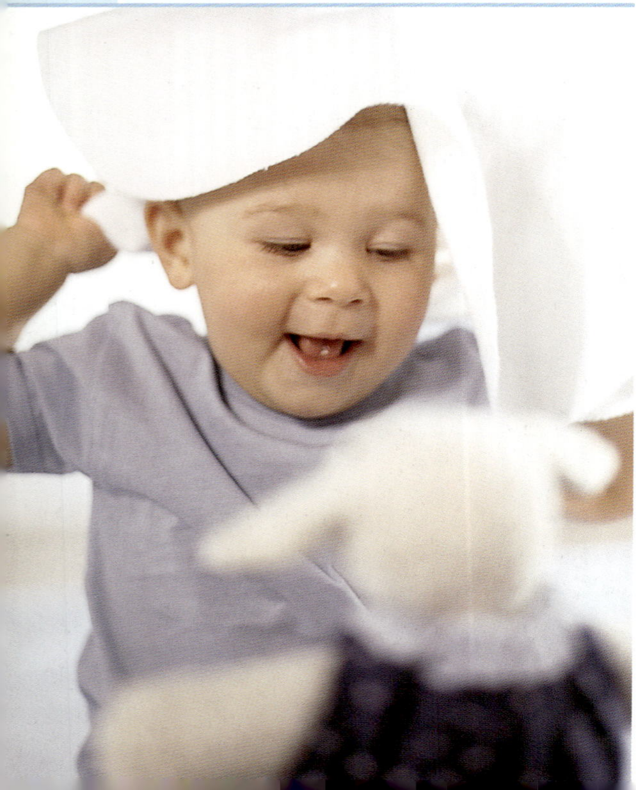

Quando è ora di fare la nanna sono utili le regole

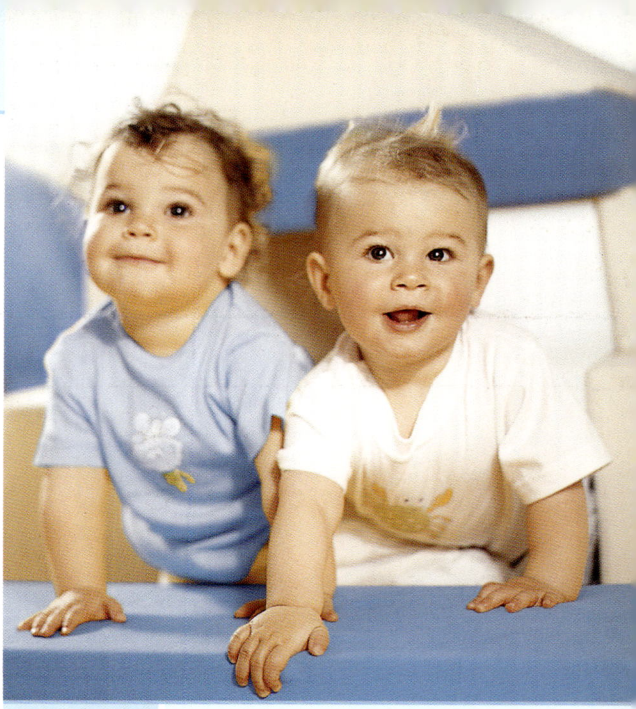

I bambini non smetterebbero mai di giocare, ma devono imparare che anche il sonno è importante.

Lo sviluppo dell'autonomia è un processo di lunga durata che raggiunge il suo apice (temporaneo) prima del secondo anno di vita, quando il bambino raggiunge la cosiddetta prima "età dei no". L'ostinazione e la rabbia sono una reazione al fatto che a molti progetti che il bambino cerca di attuare autonomamente vengano o debbano essere posti alcuni limiti. In fondo, un bambino ha un costante bisogno di espandere i propri confini. Spetta ora ai genitori, in queste lotte di potere, stabilire i necessari limiti con affettuosa fermezza e non cadere in balia dei desideri dei propri figli.

Per alcuni genitori tutto ciò è difficile, poiché ritengono che imporre limiti sia un atto autoritario, capace di inibire il bambino. In realtà, ciò che i bambini ricercano in questa fase dello sviluppo sono proprio regole certe, di cui hanno bisogno come di un supporto cui appoggiarsi. Ne è una dimostrazione il fatto che spesso, oltre ad avere problemi legati al sonno, possono presentare difficoltà anche nella sfera dell'alimentazione o in altri comportamenti. I bambini che sentono di non poter contare su un sostegno ("limiti") diventano insicuri e possono trasformarsi in piccoli tiranni che pretendono di decidere chi deve accompagnarli a letto o disposti ad addormentarsi soltanto con la bottiglia del succo di frutta in bocca. Si fanno venire mille idee per rinviare il momento di andare a letto: chiedono altri abbracci, ancora un goccio d'acqua, hanno urgente bisogno di fare pipì o qualcosa di importante da raccontare, implorano di accendere ancora una volta la luce o di fare un ultimo salto sul letto dei genitori; i più grandicelli scendono a più riprese dal lettino. I genitori fanno fatica a stabilire se il bambino abbia davvero sete o stia inscenando una tattica dilatoria. In situazioni del genere, ciò che serve è un comportamento affettuoso, ma coerente e fermo.

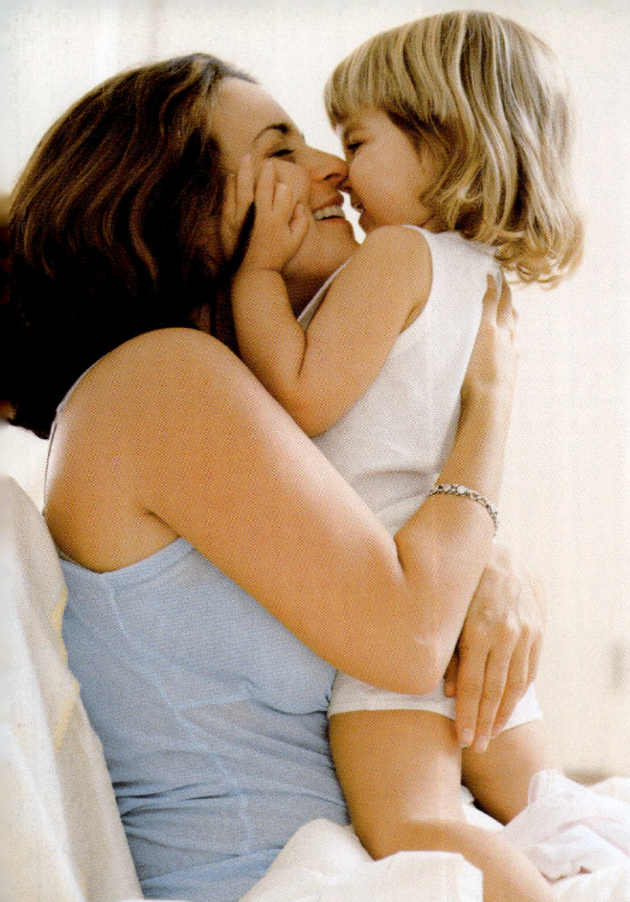

La separazione serale può essere più facile se di giorno il bambino riceve coccole a volontà.

Ulteriori ostacoli per un sonno tranquillo

Oltre alla difficoltà di stabilire i limiti, vi è un'altra serie di ragioni per cui i bambini hanno problemi a dormire, riconducibili anch'esse al comportamento – per lo più inconsapevole – dei genitori. Vi sono, infatti, madri e padri che portano in sé ricordi e sentimenti dolorosi legati al proprio passato e molti eventi vissuti nell'infanzia continuano a influenzare la vita e il comportamento in età adulta. Per esempio, chi ha paura del buio o di rimanere solo, con ogni probabilità avrà trasmesso queste paure anche ai figli; chi, da piccolo, ha provato un senso di abbandono, potrebbe trovare molto duro congedarsi dal figlio la sera. È per tali ragioni, forse, che al suo minimo richiamo siete pronti a ritornare da lui, poiché naturalmente non volete che viva quelle stesse angosce o sensazioni. Un comportamento benintenzionato finisce così, in realtà, per essere davvero fonte di paure e di insicurezze relative al sonno. Nella prima infanzia i bambini si orientano in base ai sentimenti che i genitori trasmettono loro al momento di addormentarsi e ricercano negli adulti incoraggiamento e sicurezza.
Certe persone hanno vissuto separazioni dolorose perché hanno trascorso l'infanzia in collegio o sono state ricoverate a lungo in ospedale. Ora che sono genitori risulta loro difficile accettare che brevi separazioni – anche solo della durata di una notte – possano essere non solo senz'altro tollerabili per il figlio, ma persino un fattore che ne favorisce lo sviluppo, in quanto affrontandole egli accresce la sua autonomia. Se il bambino piange al momento di andare a letto è perché reagisce alle loro paure e avverte la loro insicurezza. I genitori, invece, in-

terpretano tale reazione come dettata dalla paura dell'abbandono che, più o meno consapevolmente, viene evocata in loro.
Sentite di avere dentro di voi "vecchi condizionamenti" simili a questi? Talvolta per "alleggerirsi" basta parlarne con una persona fidata. Anche i consultori pediatrici possono eventualmente offrire una consulenza e un sostegno in casi del genere. Altre volte, per elaborare le esperienze dolorose, può essere indicata una psicoterapia.

Ai bambini non sfugge nulla

I bambini, notoriamente, hanno "antenne" psicologiche quanto mai sensibili e le loro difficoltà a dormire possono anche essere dovute a conflitti irrisolti in famiglia. Essi recepiscono se i genitori sono sottoposti a stress a causa delle difficoltà professionali oppure se la mamma è frustrata per aver dovuto lasciare il proprio lavoro. Le tensioni fra i genitori o i problemi di coppia non possono essere dissimulati davanti ai bambini. In alcuni casi le abitudini relative al sonno impediscono persino che i genitori possano affrontare i propri conflitti irrisolti, per esempio quando il piccolo dorme stabilmente nel letto matrimoniale.
Se durante il giorno i bambini non ricevono una "dose" sufficiente di coccole, di notte fanno in modo di prendersi l'affetto di cui hanno bisogno. E se durante il giorno i genitori hanno poco tempo per stare con i figli, per risolvere i problemi legati al sonno sovente basta dedicare loro più tempo e un'attenzione incondizionata la sera.

IMPORTANTE !

SENZA TIMORI DALLO SPECIALISTA

I problemi relativi al sonno che non riuscite risolvere da soli vanno sempre sottoposti a uno specialista. Non esitate a consultare il pediatra, oppure rivolgetevi direttamente a un consultorio pediatrico, se i disturbi del sonno di vostro figlio sono fonte di problemi in famiglia, e in particolare nei seguenti casi:

- non appena sospettate che il bambino soffra di un disturbo del sonno dovuto a cause organiche;
- se le difficoltà connesse al sonno del bambino rischiano di mettere in crisi la vita familiare;
- se esse si ripercuotono negativamente sul rapporto con il bambino;
- se sono all'origine della vostra carenza cronica di sonno;
- se, a lungo andare, rischiano di deteriorare il vostro rapporto di coppia;
- se a causa di tali difficoltà un altro figlio viene privato delle giuste attenzioni.

CHE COSA FARE SE IL BAMBINO HA DIFFICOLTÀ A DORMIRE?

Il mio bambino di tre mesi si addormenta rapidamente e senza difficoltà in braccio, ma si sveglia non appena lo metto nel suo lettino. Come mai?

Nei primi mesi di vita, non appena si addormenta, il bambino entra in una fase di sonno superficiale (sonno REM) dalla quale può risvegliarsi facilmente. Per evitare il problema, attendete un po' più a lungo prima di metterlo nel suo letto. Quando sentite che le braccia e le gambe sono rilassate e pesanti, allora il piccolo è entrato nella fase di sonno profondo. L'ideale è adagiarlo nel lettino poco prima che si addormenti.

Ho grandi difficoltà a porre limiti a mio figlio quando è ora di andare a letto. Da che cosa può dipendere?

La capacità di stabilire limiti si applica a tutte le situazioni di vita del bambino, non solo al sonno. Alcuni adulti hanno difficoltà ad assumersi questo ruolo perché, quando erano piccoli, i loro genitori hanno incontrato lo stesso problema. Molti padri e madri, d'altronde, tendono a sottrarsi a tale conflitto perché hanno ricevuto un'educazione molto autoritaria o non riescono a tollerare che i propri figli piangano.

La sera non riusciamo a mettere a letto il nostro bambino. Insiste per continuare a giocare ed è vispo e pieno di energie. Noi, però, vorremmo che andasse a dormire prima.

Probabilmente vostro figlio è un piccolo "nottambulo" e il suo bioritmo lo porta a essere più attivo la sera. Potete tentare di anticipare di un quarto d'ora ogni settimana i rituali dell'addormentamento fino a raggiungere l'orario desiderato. Al mattino, però, dovrete svegliarlo prima, perché il fabbisogno complessivo di sonno non cambia.

Da quando io e mio marito ci siamo separati, mio figlio di due anni dorme con me nel mio letto. È sbagliato?

I cambiamenti nella situazione familiare, e la separazione dei genitori ne è un esempio significativo, possono ammettere alcune eccezioni (temporanee) alle regole. Anche i genitori single o adottivi talvolta hanno difficoltà ad accettare che i figli debbano dormire da soli. La scelta del "lettone" è accettabile a patto che tutti gli interessati possano conviverci e, in particolare, dormirci bene.
È importante, in ogni caso, che il bambino non finisca per diventare un "surrogato del partner" o per dover colmare altri tipi di carenze affettive.

Mia figlia di 18 mesi è già in grado di addormentarsi da sola. Ora temo che, andando in vacanza, perda quest'abitudine acquisita a casa.

Alcune circostanze, per esempio una vacanza, un trasloco, l'inizio della scuola materna o una malattia, sono particolarmente impegnative per i bambini. In questi casi è consentita qualche eccezione, perché in momenti del genere i bambini hanno bisogno di più sicurezza e affetto. Se durante il giorno non si riesce a rassicurarli abbastanza, si può anche permettere loro (temporaneamente) di addormentarsi con i genitori presenti. L'importante è che lei e sua figlia riusciate a compiere il "grande passo" e che dopo le vacanze ritorniate alle regole abituali.

Credo che il mio bambino, di pochi mesi, pianga di notte perché ha paura del buio. Potrebbe essere utile lasciare accesa una luce notturna?

Si può escludere con certezza che i neonati abbiano paura del buio: sono abituati all'oscurità del ventre materno. La paura del buio insorge non prima del terzo anno d'età, quindi per suo figlio non è necessaria alcuna luce notturna. Una piccola lampada potrebbe comunque servire a lei per orientarsi meglio nella stanza al buio.

Mio figlio, di un anno, da una settimana non vuole più assolutamente andare a letto alla solita ora, come faceva in precedenza senza problemi. Da che cosa può dipendere?

Nei bambini il fabbisogno di sonno diminuisce progressivamente con la crescita. Forse suo figlio ha semplicemente bisogno di dormire un numero inferiore di ore. Provi a ridurre la durata del sonnellino del primo pomeriggio. Se durante il giorno le sembra in forma, nulla vieta di metterlo a letto un po' più tardi la sera. Se desidera verificare con certezza il suo fabbisogno di sonno, può tenere per qualche tempo un "diario del sonno".

Prima di addormentarsi, nostra figlia di un anno e mezzo spesso si muove in modo così violento che dal soggiorno, accanto alla sua stanza, sentiamo colpi come se bussasse sul muro. Se andiamo a vedere che cosa succede, constatiamo che è addormentata e che, stando in posizione prona, batte il capo contro la testata del letto. Come possiamo evitarlo?

Non dovete fare assolutamente nulla. I movimenti ritmici (*iactatio capitis*) prima di addormentarsi di solito sono del tutto normali e, anzi, facilitano il sonno di certi bambini. Assicuratevi solo che il letto di vostra figlia sia ben imbottito in modo che non si faccia male.

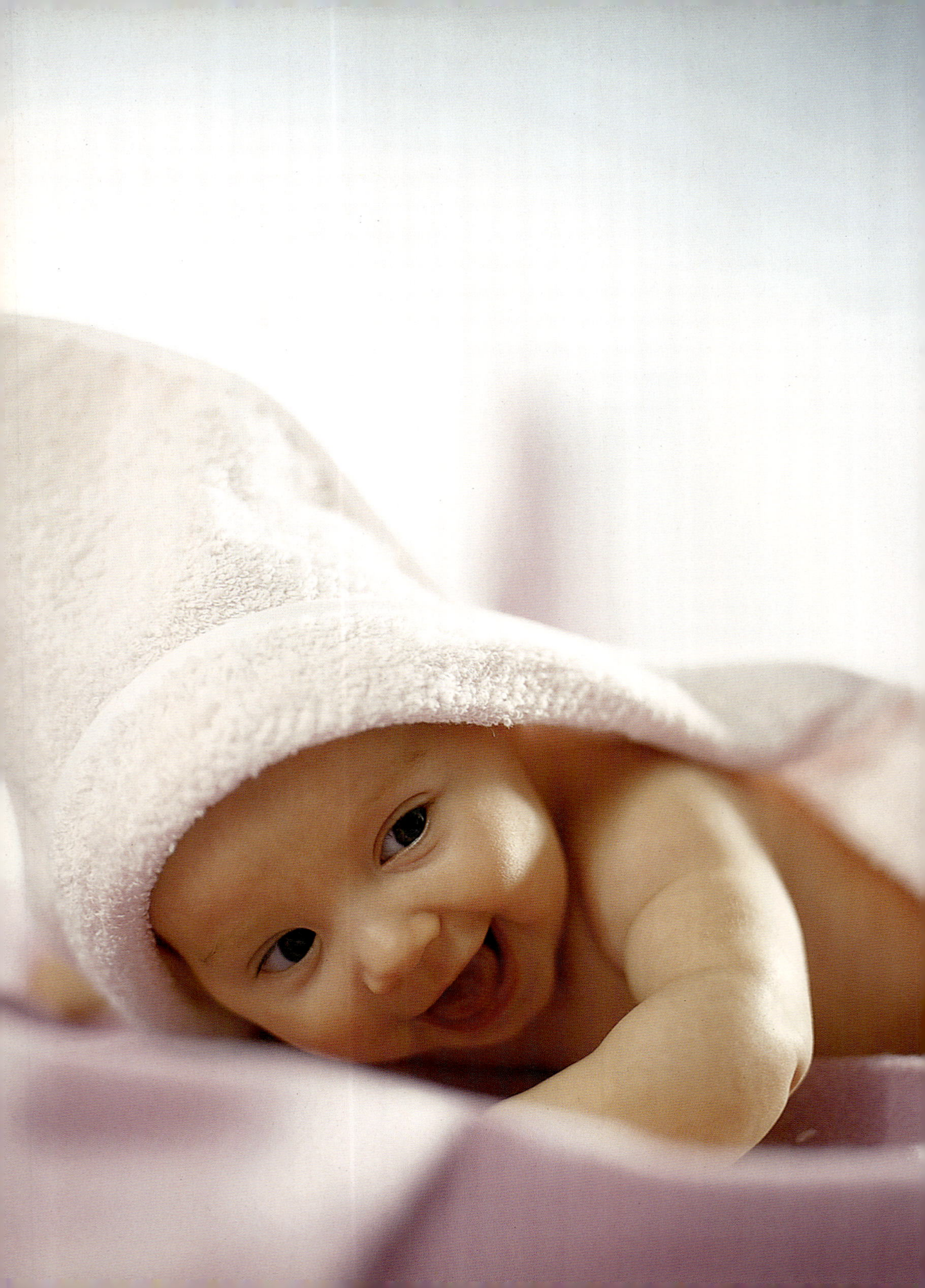

Le condizioni ideali per una notte tranquilla

Per dormire tranquillo e rilassato, il bambino ha bisogno non solo del vostro affetto e della vostra rassicurazione, ma anche di un "nido" accogliente e dell'abbigliamento adatto, che lo difenda dal freddo senza farlo sudare. Inoltre, se il piccolo è sazio e soddisfatto si addormenterà facilmente e, con ogni probabilità, dormirà fino al mattino senza interruzioni. Ai genitori, amorevoli e premurosi, non sarà difficile predisporre le condizioni ideali per un buon sonno.

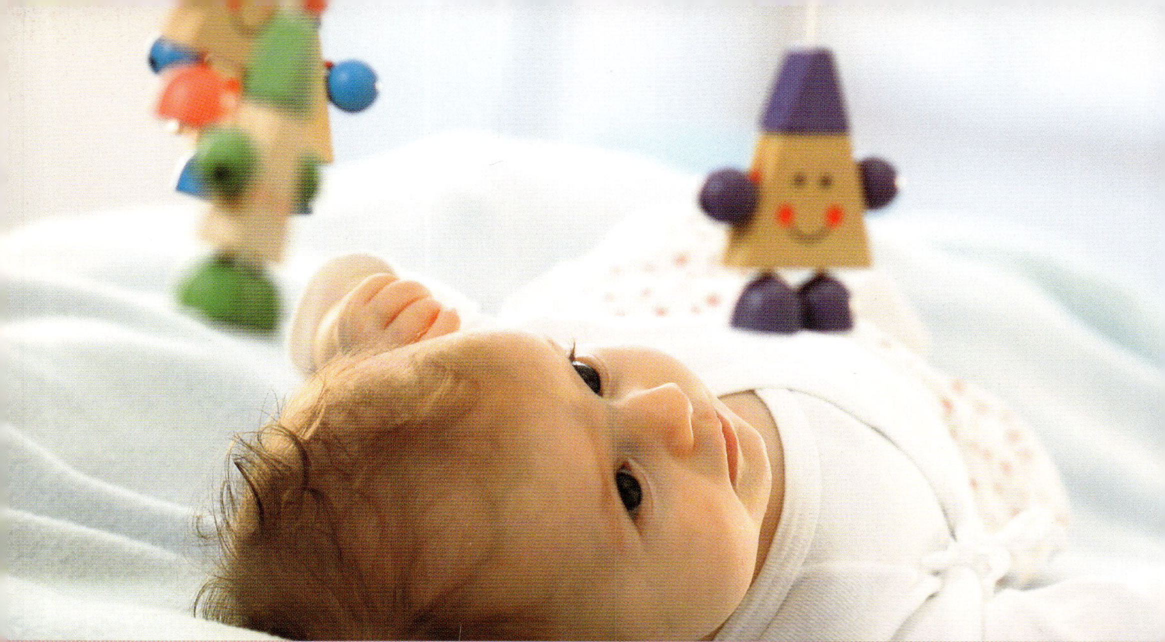

L'ambiente circostante

Nello stabilire i presupposti ideali per garantire un buon sonno al loro piccolo, i genitori si pongono una serie di interrogativi di carattere pratico: qual è il posto migliore in cui farlo dormire? In camera con loro o nella sua cameretta? Nel lettino o nella culla? Come va preparato il lettino? Di quali fattori si deve tener conto nel predisporre l'arredamento e l'ambiente? Un altro aspetto cruciale è quello della sicurezza nel sonno: nei primi mesi di vita del bambino, l'ansia per la cosiddetta "morte in culla" non risparmia pressoché alcun genitore. Il luogo in cui il piccolo dorme, pertanto, dovrebbe rispondere, da un lato, a criteri di sicurezza e, dall'altro, suscitare nel bambino quel senso di calore e rassicurazione tale da indurlo a rifugiarvisi per riposare quando sarà un po' più grande.

A nanna nel lettone

Se i bambini debbano o no dormire nel "lettone di famiglia" è una questione da sempre controversa: genitori e specialisti si dividono in opposte fazioni fra quanti ritengono che sia assolutamente da evitare e quanti invece pensano che la cosa non abbia alcun effetto nocivo sullo sviluppo infantile. Un dato è certo: la vita sessuale e la relazione di coppia possono risentire negativamente del fatto che il bambino dorma stabilmente insieme ai genitori, che pertanto dovrebbero ricercare alternative, dal punto di vista sia degli spazi sia dei tempi, per coltivare la propria intimità. In fin dei conti, spetta a ciascuna coppia stabilire se il letto matrimoniale debba diventare o no il "lettone di famiglia". Se questa soluzione è ben accetta a tutti – padre, madre e figli – si realizza già una condizione fondamentale per un buon sonno ristoratore. I genitori, comunque, dovrebbero ricordare che la possibilità di trascorrere alcune ore senza i figli è particolarmente propizia per rilassarsi a fondo e recuperare le energie, cosa di cui beneficerà il bambino stesso. Se invece di notte il piccolo è alla costante ricerca del seno materno o scalcia e occupa la maggior parte dello spazio, è alquanto improbabile che gli adulti possano realmente riposare.

Allattare a letto

Per le madri che allattano al seno è molto comodo tenere il neonato accanto a sé durante la notte, perché non sono costrette ad alzarsi e possono far poppare il piccolo stando sdraiate in uno stato di dormiveglia. Nei primi mesi di vita non vi è nulla da obiettare a questo metodo. A partire dal periodo in cui il bambino inizia a saltare la poppata notturna, tuttavia, allattare a letto può trasformarsi in una "tecnica di addormentamento" che, in realtà, impedisce al bebè di prendere sonno tranquillamente e di dormire senza interruzioni (si vedano anche pp. 86 e sgg.).
Le donne con il sonno molto leggero, inoltre, possono essere disturbate dalla costante presenza del piccolo di notte, finendo con il procurarsi una carenza cronica di sonno, soprattutto se il neonato cerca ripetutamente il seno. Anche lo svezzamento risulterà senz'altro più facile se il bambino non avrà sempre "a portata di mano" il seno materno, caldo e rassicurante.

Eventuali pericoli

A molti genitori piacerebbe tenere il neonato nel loro letto, ma temono di schiacciarlo involontariamente nel sonno. Le ricerche condotte evidenziano tuttavia che si tratta di una paura infondata, a meno che i genitori non siano sotto l'influsso di alcol o droghe. Per i neonati, il vero pericolo nel letto dei genitori è costituito piuttosto da guanciali e coperte pesanti, che potrebbero soffocarlo. Inoltre il calore corporeo dei genitori può essere controindicato per un sonno salutare. Per maggior sicurezza, pertanto, riservate al piccolo ospite un nido accogliente delimitando un apposito spazio con un cuscino per allattamento o un asciugamano arrotolato.

La soluzione più sicura in assoluto, in ogni caso, è quella di tenere la culla o il lettino accanto al letto matrimoniale e avvicinare il bambino soltanto per il tempo necessario alla poppata.

Nel lettone per abitudine

In molte famiglie, il fatto che i figli dormano nel letto dei genitori è una consuetudine. Per evitare conflitti al momento di andare a dormire o per non doversi alzare ripetutamente di notte, i genitori accettano di non poter godere sino in fondo il proprio riposo notturno.
Tenete presente che i bambini che dormono con i genitori per mera comodità con il passare del tempo finiscono per diventare indesiderati ospiti fissi. In genere, è davvero arduo per questi bambini cambiare abitudini e imparare a dormire da soli. Per farlo, e compiere un passo decisivo per il loro sviluppo, hanno bisogno di tanto sostegno e aiuto.

Lettino, culla o carrozzina?

Nei primi mesi di vita il bambino non ha bisogno di un vero e proprio letto. Una carrozzina, una culla o persino una cesta di vimini (simili a quelle usate per la biancheria) ben imbottita possono costituire un giaciglio valido quanto un normale lettino con le sponde.

Un lettino mobile

Ancor prima che il bambino nasca, molti genitori lo sognano già mentre riposa beatamente in un accogliente lettino con le sponde. Tuttavia, le ceste di vimini provviste di rotelle offrono il grande vantaggio di poter spostare il piccolo dormiente in qualunque stanza ci si trattenga, e ciò infonde un senso di sicurezza nei genitori.
Anche il bambino si sente protetto, perché la cesta gli offre uno spazio circoscritto, simile al grembo materno. Ben presto, però, le ceste diventano troppo piccole: di solito misurano 50 × 80 cm ed entro breve tempo il bambino non vi starà più comodo. Occorrerà così acquistare un nuovo letto e ciò comporta un'ulteriore spesa.

Culle "a dondolo"

Sono disponibili sul mercato culle di dimensioni un po' più grandi di quelle indicate sopra, anch'esse con rotelle, facili da spostare da una stanza all'altra.
La principale caratteristica delle culle – come suggerisce il nome stesso – è quella di poter "cullare" il bambino facendolo dondolare dolcemente. Se iniziate a farlo, però, dovete essere disposti, ogni volta che il piccolo deve dormire, a rimanere accanto alla culla e a farla oscillare pian piano finché lui non si addormenta. Il rischio che il dondolio diventi indispensabile per farlo addormentare non sussiste, perché attorno ai sei mesi avrà già raggiunto dimen-

sioni tali da richiedere un letto un po' più spazioso. Ciò potrebbe comportare un periodo di adattamento alla nuova situazione, ma se ricorrerete ai giusti ausili per favorire il sonno, per esempio un piccolo "nido" da creare nel lettino, un cuscino per allattamento avvolto in un drappo colorato, una giostrina appesa sopra il letto o la lettura ad alta voce di una fiaba, con ogni probabilità tutto procederà senza alcun problema.
Un aspetto è davvero importante per la sicurezza del bambino: non scordate mai di bloccare la funzione di dondolamento della culla ogni volta che dorme. I bebè più robusti e vivaci, infatti, muovendosi durante il sonno, possono farla oscillare rischiando di cadere.

Lettini e corredini

Per limitare le spese – ed evitare che il bambino debba adattarsi a una nuova situazione – molti genitori decidono di far dormire il piccolo fin dall'inizio in un lettino con le sponde. Al giorno d'oggi l'offerta di questi articoli è vastissima, e ciò può complicare la scelta. Alcuni standard di qualità vi aiuteranno a individuare il modello giusto. Il lettino, infatti, non dovrebbe soltanto essere gradevole dal punto di vista estetico, ma soddisfare anche importanti requisiti di sicurezza, permettendo così ai genitori e al bambino di trascorrere notti serene e prive di rischi.

La sponda

L'altezza della sponda dovrebbe essere regolabile, sia per non dovervi chinare eccessivamente finché il bambino è piccolo sia per evitare che, quando sarà più grande e in grado di alzarsi, possa cadere sporgendosi. La sponda, quindi, dovrebbe stare ad almeno 60 cm dal limite superiore quando è abbassata, e ad almeno 30 cm dallo stesso quando è sollevata.

Le sbarre

La distanza fra le sbarre dovrebbe essere compresa tra un minimo di 4,5 cm e un massimo di 7,5 cm, per evitare che il bambino possa rimanervi incastrato con le mani, i piedi o la testa. Generalmente si possono rimuovere due sbarre per consentir-

› Per i piccoli è più facile addormentarsi in un "nido" accogliente.

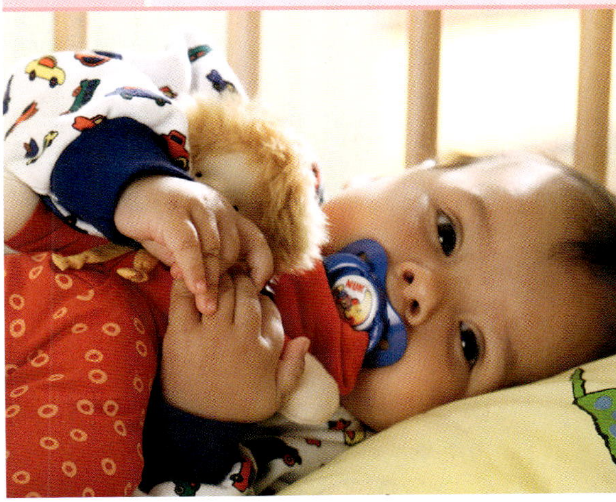

gli di entrare e uscire da solo dal lettino, prevenendo così la tentazione di compiere pericolose "scalate". Questa "autonomia", ovviamente, ha lo svantaggio di consentire al piccolo, in qualunque momento, di abbandonare il proprio letto e di gironzolare per casa. Per tale motivo è consigliabile rimuovere le sbarre solo quando il bambino inizia a tentare di arrampicarsi sulle sponde per uscire dal lettino. In caso contrario, finireste per suggerirgli in anticipo un'idea alla quale non sarebbe arrivato senza la vostra sollecitazione.

Il materasso

La gamma di materassi per bambini disponibile sul mercato è vasta quanto quella dei lettini. Esistono, fra l'altro, modelli supercollaudati in crine, in poliuretano espanso e in schiuma di lattice. Questi ultimi sono i più adatti in caso di allergie.
A prescindere dal materiale prescelto, verificate sempre che il materasso riporti in etichetta la certificazione "Privo di sostanze tossiche". Tenete inoltre presente che il materasso non dovrebbe superare i 10 cm di spessore e che non dovrebbe essere eccessivamente soffice, per evitare che il piccolo vi sprofondi. È altrettanto importante che il bordo sia solido e rinforzato, per impedire che ceda quando i più piccoli si inginocchiano o si alzano in piedi aggrappandosi alle sbarre del lettino, correndo il rischio di farsi male o di procurarsi una distorsione della caviglia.

Guanciali e coperte

Sull'"equipaggiamento" del letto c'è poco da dire. Del guanciale, per esempio, è meglio fare a meno, perché il bambino potrebbe scivolarvi sotto e soffocare. Eventualmente potrete mettergli sotto la testa un mollettone, rimboccato con cura ai lati del materasso. Gli specialisti sconsigliano anche il vello di pecora, che ostacola la termoregolazione e può provocare surriscaldamento corporeo (rischio di morte improvvisa del neonato). Il vello di pecora può invece essere utile in inverno, come protezione contro il freddo, sul fondo del passeggino o sul pavimento. Se il pigiama a sacchetto non è sufficiente, coprite ulteriormente il bebè con una copertina leggera di lana o di cotone. Anche i piumini e le trapunte vanno evitati, per il pericolo di soffocamento e perché impediscono un'adeguata traspirazione.

Il posto giusto per il lettino

Finché il bambino è molto piccolo non ha bisogno di una propria cameretta. Durante il giorno vuole stare in braccio, osservare i genitori mentre lavorano o dormire. Per questo, nei primi mesi, molti genitori preferiscono mettere il lettino nella propria stanza da letto. Tale soluzione offre il duplice vantaggio di accorciare la distanza per le madri che allattano al seno e di consentire ai genitori di accorgersi immediatamente se qualcosa non va. Il sonno vigile delle madri, tuttavia, a volte è così leggero che persino il respiro lieve del bambino basta a tenerle sveglie. Occorrerà, allora, spostare il lettino in un'altra stanza, lasciando però aperte tutte le porte per udire subito il pianto del piccolo, segno che ha bisogno di voi.

A prescindere dalla stanza in cui decidete di sistemarlo, il lettino non va accostato a una fredda parete esterna né messo in una posizione in cui vi sono correnti d'aria. Prestate inoltre attenzione a che non sia troppo vicino a un calorifero o esposto direttamente ai raggi solari. Ovviamente, dal lettino il bambino non deve avere a portata di mano prese di corrente, interruttori, cavi elettrici o lampade.

Quanta luce serve?

Gli adulti dormono meglio al buio che in un ambiente illuminato. Tra le ragioni per cui l'oscurità concilia un sonno ristoratore vi è il fatto che al buio il cervello produce una maggiore quantità di melatonina, ormone che, fra l'altro, esercita un'azione soporifera. Non sorprende pertanto che in camera da letto ci si difenda dalla luce chiudendo persiane, avvolgibili o tende pesanti. Al tempo stesso, in quasi tutti noi l'oscurità evoca anche un che di inquietante e ciò induce spesso a credere che i bambini possano avere paura se vengono lasciati al buio.

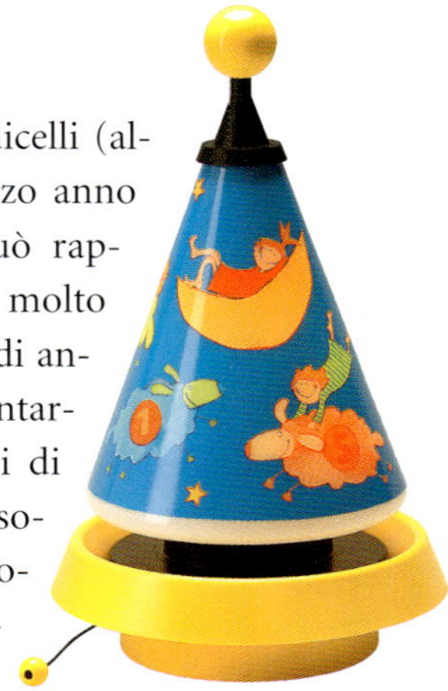

In effetti per i più grandicelli (all'incirca a partire dal terzo anno d'età) l'illuminazione può rappresentare un elemento molto importante al momento di andare a letto o di addormentarsi. I neonati e i bambini di pochi mesi, invece, non sono affatto impauriti dall'oscurità, anche perché serbano il ricordo recente del grembo materno. Potete quindi fare a meno di lasciare accesa una lampada nella loro stanza. È consigliabile, comunque, usare una piccola luce notturna da applicare alla presa elettrica, al solo scopo di facilitarvi l'orientamento al buio quando dovete andare dal bambino di notte. Se volete, lasciate la porta accostata per facilitare il sonno del bebè, che troverà rassicurante non tanto la tenue luce che penetra nella stanza, quanto piuttosto il familiare rumore della casa.

Distinguere il giorno dalla notte

È importante che il bambino impari quanto prima che di giorno, quando è sveglio, c'è luce e che di notte, quando si dorme, è buio. Per i genitori ciò implica il fatto di giocare con lui soltanto nelle ore diurne. Uscite il più spesso possibile con il bebè, in modo che possa "fare il pieno" di luce all'aperto. Di notte, invece, evitate di intrattenervi con il piccolo e utilizzate – se necessario – soltanto luci soffuse (per esempio per la poppata notturna o il cambio del pannolino). Oscurate la stanza anche quando deve dormire al mattino, a mezzogiorno o nel pomeriggio. In questo modo vostro figlio imparerà rapidamente che le cose interessanti si possono sperimentare di giorno, mentre non appena arriva il buio ci si può rilassare, sapendo che non si perderà nulla. Questa impostazione è utilissima per favorire il sonno del bambino.

Gli amici del cuore per fare la nanna

Qual è l'amico ideale per fare compagnia al piccolo quando è a letto? Naturalmente un animaletto di peluche, risponderanno d'istinto molti genitori. È quasi scontato che orsetti e simili vengano ospitati nel lettino al momento della nanna. Una vera e propria "arca di Noè", tuttavia, non ha senso, perché un tale zoo variopinto sottrae spazio di cui il piccolo ha bisogno per un sonno ristoratore. Lasciate che sia il bambino stesso a scegliere il suo beniamino e tenete presente che diventerà suo compagno inseparabile nei viaggi o quando il piccolo andrà a dormire dai nonni. Da tale punto di vista è meglio avere poche cose da mettere in valigia (anche per non rischiare di dimenticarne qualcuna).

Al settimo-ottavo mese di vita il bambino diventa sempre più consapevole della separazione dai genitori che il sonno comporta. Un pupazzo di stoffa o un peluche faciliteranno il distacco e contribuiranno a evitare le difficoltà legate al sonno. Il cosiddetto "oggetto transizionale", come viene definito dagli specialisti, evoca infatti la presenza dei genitori ed è fonte di conso-

CONSIGLIO

MEGLIO CON LA LUCE SPENTA

È bene evitare il più possibile di accendere la luce di notte nella cameretta del bambino. La luce, infatti, costituisce uno stimolo sensoriale che sveglia e disturba il sonno. Attenetevi ai seguenti suggerimenti:

- durante le poppate notturne è preferibile rimanere al buio o nella semioscurità e per lo più in silenzio;
- se nella stanza del bambino l'oscurità è completa, lasciate una luce notturna attaccata alla presa o la porta socchiusa per potervi orientare meglio;
- se il bambino si sveglia di notte, tranquillizzatelo restando al buio, meglio se con poche parole pronunciate sottovoce e senza sollevarlo dal letto.

lazione. Per un certo periodo, dunque, l'amato pupazzo sarà il suo più fedele compagno, che potrà (e dovrà) seguirlo ovunque. In tale fase dello sviluppo, guardatevi bene dal sostituire quest'oggetto, anche se fosse in pessimo stato: il piccolo rimarrebbe profondamente rattristato dalla perdita. Alcuni bambini non tollerano neppure che il proprio amico del cuore venga lavato: anche questa richiesta merita rispetto.

A proposito del ciuccio e di altri oggetti da succhiare

Non sempre la scelta dell'oggetto transizionale ricade su un pupazzo o un peluche. Anche un pezzo di stoffa che conserva l'odore della mamma può avere un effetto fortemente rassicurante per i neonati e i bambini più piccoli. Provate a stendere sul materasso del lettino un foulard che avete indossato durante il giorno. Una "copertina delle coccole" (per esempio, un telo leggero) può essere un'altra fonte di conforto: basti pensare alla famosa "coperta di Linus". Le madri più creative possono rivestire un gomitolino di lana con un ritaglio di seta naturale non trattata, legandolo più volte con una cordicella per quattro lunghe trecce pendenti. Per certi bambini questa bambolina di stoffa rappresenta una valida alternativa al ciuccio e offre il vantaggio di consentire anche ai più piccoli di afferrarla quando scivola loro di bocca mentre stanno succhiando.

Per molti lattanti il ciuccio resta comunque insostituibile per addormentarsi, perché la suzione esercita un'azione calmante. C'è il rischio, però, che produca rapidamente l'effetto opposto: non appena scivola dalla bocca, il piccolo urla disperatamente. È per questa banale ragione che, pur di ritrovare la pace, tanti genitori sono costretti a interrompere il sonno notturno innumerevoli volte. Non appena vostro figlio è in grado di rimettersi il ciuccio in bocca da solo, provate a lasciarne diversi nel suo lettino: con un po' di fortuna riuscirà ad afferrarne uno e a riaddormentarsi senza richiamare l'attenzione.

› I peluche e i pupazzi di stoffa aiutano a superare la separazione dai genitori.

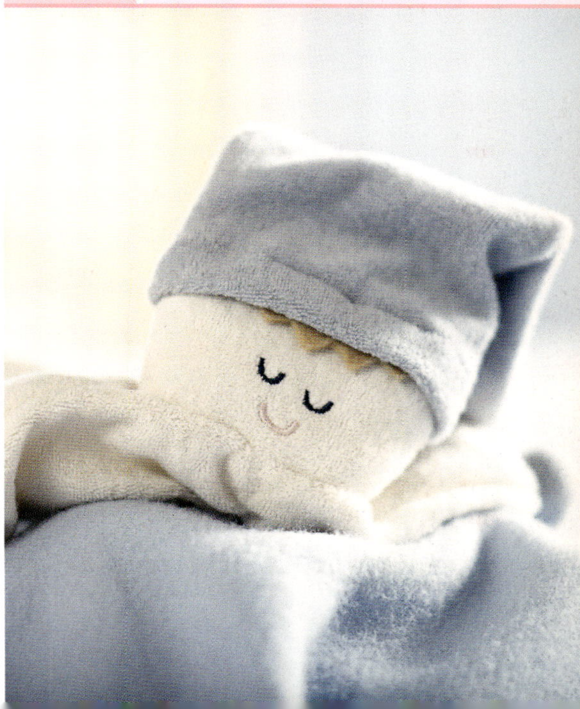

COME AIUTARE IL BAMBINO A DORMIRE BENE ANCHE LONTANO DA CASA

Per i bambini, come per gli adulti, spesso non è facile addormentarsi in luoghi non familiari. Ogni vacanza finisce per mettere a dura prova sia i genitori sia il bambino, perché l'adattamento al nuovo ambiente può richiedere diverse notti. Una volta tornato a casa, poi, serve altro tempo affinché il piccolo riprenda a dormire con le modalità che gli erano abituali.

Per il bambino può essere difficile anche addormentarsi a casa con una baby-sitter o andare a dormire dai nonni. I genitori, quindi, devono assolutamente tenere conto del fatto che potranno affidare il bambino ad altri a patto che egli abbia acquisito fiducia nei confronti della persona designata a prendersi cura di lui. Solo quando si sentirà sicuro con il vostro sostituto quanto lo è con voi potrete concedervi qualche ora di libertà.

GUAI A DIMENTICARE IL SUO ORSETTO!

Lontano da casa il bambino ha un bisogno di rassicurazione e di calore ancora maggiori: cercate di creare anche nel nuovo ambiente un'atmosfera nella quale si senta sicuro e protetto.

- Ogni volta che il bambino non dorme nel proprio letto non devono mancare i suoi "compagni della nanna" e neppure il ciuccio.
- Non dimenticate il suo pigiama a sacchetto: tiene il bambino al caldo e gli segnala, anche in un luogo estraneo, quando è ora di dormire.
- Abituate presto vostro figlio a dormire in un "lettino da campeggio": potrete utilizzarlo non soltanto in vacanza, ma anche quando dorme dai nonni o quando siete invitati da amici.
- Ovunque vi troviate, cercate di attenervi il più possibile allo stesso rituale serale e rendetene partecipi i nonni e la baby-sitter; se programmate un'assenza, due o tre giorni prima della vostra partenza provate a ripetere il rituale insieme alla persona che si occuperà del bambino.

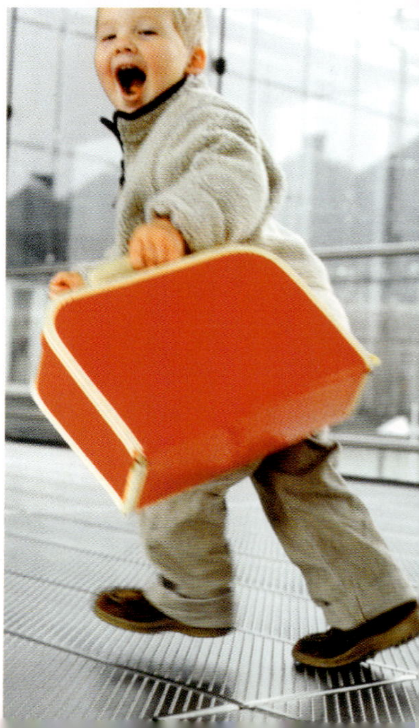

L'abbigliamento per la notte e la temperatura della stanza

L'abbigliamento per la notte e la temperatura dell'ambiente concorrono a rendere il sonno più o meno ristoratore. Il riposo del bambino sarà tranquillo e salutare a condizione che non abbia freddo o sudi.

Pigiamini e altro

Un pannolino, un body e una tutina leggera: per dormire il bebè non ha bisogno di altro. Non serve acquistare indumenti specifici per la notte, perché il piccolo può dormire con gli stessi che indossa di giorno: dato che non gattona e che i pasti sono ancora costituiti dalle poppate, è pressoché sempre pulito. Molti genitori, tuttavia, cambiano il bambino prima di metterlo a letto perché rientra nel rituale serale. Per effettuare più rapidamente il cambio del pannolino durante la notte, è consigliabile un pigiama che si abbottoni da un piede all'altro. In estate in genere è sufficiente una camicina o una maglietta sotto il pigiama a sacchetto.
Quando il bambino è malato e ha la febbre non occorre coprirlo di più, semmai è utile alleggerire il suo abbigliamento.

Il pigiama a sacchetto

I pigiami a sacchetto, disponibili in diverse lunghezze, eventualmente imbottiti, sono tagliati più stretti nella parte superiore e hanno la manica a giro, perciò il bebè non può toglierselo né scivolarvi dentro. Solo quando fa molto freddo è necessario aggiungere una copertina sottile: rimboccatela ai lati o legatela ai piedi del letto per evitare che si sposti sul viso del bambino.

Berretti da notte

Di norma i neonati non hanno bisogno di indossare un berretto da notte. Può essere necessario proteggerli dalla temperatura esterna solo se sono nati prematuri o dormono in stanze molto fredde. In tal caso si consiglia di utilizzare un berretto leggero di cotone o di seta naturale.
I bebè, comunque, tendono a soffrire più il caldo del freddo. Attraverso il capo viene dispersa una grande quantità di calore corporeo, quindi è controindicato coprirlo, tanto più che il surriscaldamento è considerato uno dei fattori di rischio per la SIDS (si veda p. 52). Assicuratevi, pertanto, che il piccolo non abbia troppo caldo toccandogli la fronte o la nuca: in questi punti la cute dovrebbe essere calda, ma non sudata. È inutile, invece, sentire la temperatura di mani e piedi, che in genere sono sempre un po' più freschi della testa e del tronco.
Tenete presente che, se ha freddo, il piccolo non mancherà di reclamare piangendo a più non posso, mentre se di notte soffre il caldo è facile che continui a dormire e, sudando, potrebbe raffreddarsi.

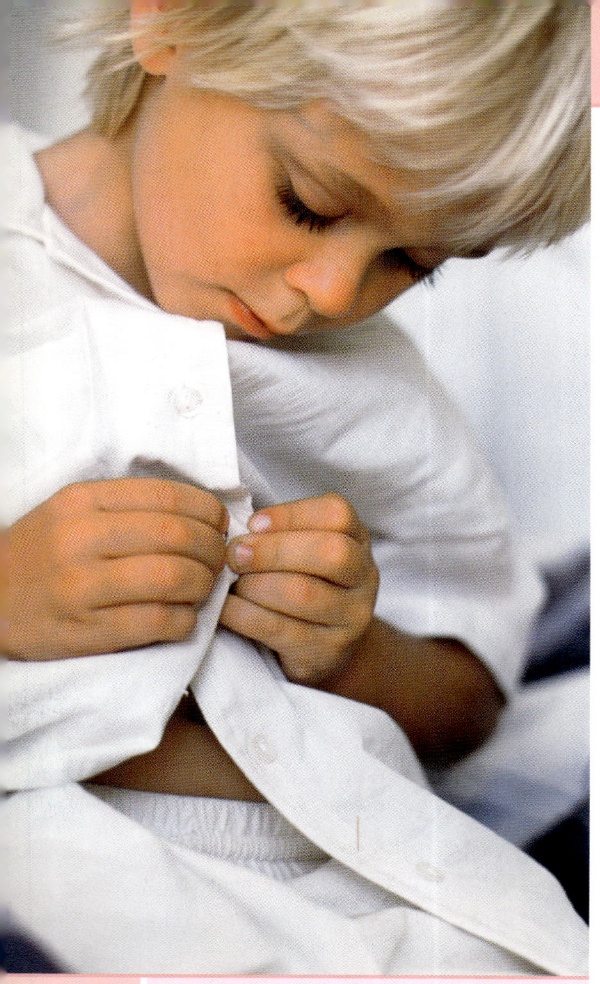

Per evitare che il bambino sudi di notte, fategli indossare una tutina leggera sotto il pigiama a sacchetto.

Il clima giusto in camera da letto

Oltre all'abbigliamento, anche le condizioni ambientali in camera da letto contribuiscono a prevenire il surriscaldamento corporeo e a creare, così, i presupposti per un buon sonno. La temperatura ottimale per dormire è compresa fra i 16 e i 18 °C. L'umidità dell'aria dovrebbe essere attorno al 60-70%; se è stabilmente inferiore al 50%, spegnete il riscaldamento di notte. Se non avete la possibilità di farlo, appendete alcuni asciugamani umidi sul termosifone per mantenere la giusta umidità ed evitare secchezza delle mucose e naso chiuso. L'aria secca, fra l'altro, fa venire sete: non c'è da meravigliarsi, poi, se di notte il bambino si sveglia e chiede il seno o il biberon. Il ricorso ai panni umidi in presenza di aria troppo secca è utile anche nelle ore diurne.

Altrettanto importante della temperatura è il ricambio dell'aria nella stanza in cui dorme il bambino: aerate a fondo il locale prima di metterlo a letto, spalancando le finestre per 10 minuti, quindi spegnete il riscaldamento.

La posizione corretta per dormire

La posizione in cui adagiate il neonato per dormire è molto importante ai fini della sicurezza. I dati forniti dagli studi più recenti indicano chiaramente che la posizione supina è la più sicura nel sonno. Mentre in passato si riteneva che dormendo a pancia in su i lattanti potessero soffocare in caso di rigurgito, ricerche mirate hanno dimostrato inequivocabilmente che la posizione prona è assai più pericolosa.

Quando il piccolo è sdraiato prono, l'apporto di ossigeno non è del tutto garantito poiché, inspirando, egli reintroduce nei polmoni gran parte dell'aria espirata. Per questa ragione gli specialisti considerano la posizione prona una delle cause di SIDS (si veda p. 52). Dovreste invece mettere ripetutamente il bambino a pancia in giù durante il giorno, quando è sveglio, affinché rinforzi i muscoli del dorso e delle spalle (importanti per la successiva fase di gattonamento).

La posizione sdraiata su un fianco, come quella prona, è ritenuta inadatta al sonno, perché persino i neonati riescono facilmente a rotolare sulla pancia. Per evitarlo, sostenete la schiena del bambino con un asciugamano arrotolato e allungate davanti al corpo il braccio che sta sotto. Se vostro figlio non vuole assolutamente dormire in posizione supina, questa è la tecnica più sicura. Alternate ogni notte il lato sinistro con il destro.

Una stanza per due

Quando si annuncia l'arrivo di un fratellino o di una sorellina tanti genitori non sono sicuri se sia bene far dormire due bambini nella stessa stanza né, eventualmente, del momento giusto per farlo. Molti ritengono che siano preferibili stanze separate, per evitare che i bambini si sveglino o si tengano svegli a vicenda. L'esperienza tuttavia dimostra che dopo il primo anno di vita i bambini, di norma, dormono meglio se condividono la cameretta, e ciò vale anche nel caso in cui il loro fabbisogno di sonno sia diverso. Sicuramente dipende dal fatto che non si sentono soli e che di rado viene loro voglia di andare nel letto dei genitori, anzi capita spesso che un bambino trotterelli fino al letto del fratellino o della sorellina e che i due si addormentino insieme.

Non abbiate timore del trambusto serale: l'eccitazione durerà solo un paio di giorni, poi i vostri figli smetteranno di svegliarsi reciprocamente e riprenderanno a dormire come prima, o persino meglio. Se riuscirete a trattenervi dall'intervenire per ristabilire la calma, vi saranno buone possibilità che i fratelli trovino un loro modo per andare d'accordo anche di sera; in alcune famiglie, per esempio, pur essendo disponibili due camerette, una viene usata per giocare e l'altra è riservata alla nanna.

INFO — DORMIRE IN POSIZIONE SUPINA

La posizione supina non è soltanto la più sicura per dormire, ma consente anche al bambino, per esempio, di guardare una giostrina appesa sopra il lettino: è un altro ottimo sistema per addormentarsi. In tale posizione, inoltre, i bebè possono muovere liberamente le braccia e le gambe e rinforzare, così, la muscolatura.

Pericolo nel sonno: la morte in culla

Nel primo anno di vita del bambino molti genitori temono di perderlo a causa della "morte improvvisa del neonato" o morte in culla. In realtà il numero di vittime della SIDS è in netto calo e in Europa, grazie alle campagne di sensibilizzazione e al rispetto della raccomandazione di far dormire i bambini in posizione supina, è pari soltanto allo 0,7‰. Resta comunque nei genitori la paura di non riuscire a difendere completamente i propri figli dai pericoli (imprevisti) proprio di notte.

Le cause

È noto che la SIDS colpisce in prevalenza i neonati tra il secondo e il quarto mese di vita. Le cause della morte in culla, tuttavia, non sono ancora del tutto chiarite. Parecchi fattori inducono a ipotizzare che nella SIDS venga meno il meccanismo di regolazione della respirazione nel sonno profondo senza che il piccolo si svegli in seguito alla situazione di pericolo. A quanto pare i neonati dormono "troppo bene", e una breve dispnea non è uno stimolo sufficiente a svegliarli.
Un dato è certo, comunque: quando un bambino muore di SIDS la colpa (!) non è dei genitori. Questa tragedia può colpire anche una famiglia che abbia adottato ogni possibile precauzione.
Tutte le madri e tutti i padri dovrebbero sapere come fare a ridurre al minimo il rischio di morte in culla e attenersi ad alcune indicazioni fondamentali di semplice realizzazione.

CONSIGLIO

"ALLARME CIUCCIO"

Anche il succhiotto, al quale molti bambini sono tanto affezionati, può rappresentare un pericolo. Adottate, quindi, le precauzioni descritte qui di seguito.

- Scegliete solo succhiotti con catenelle corte (al massimo 10 cm), appositamente studiate: con un nastro o un cordoncino, il bambino potrebbe strozzarsi. Di notte, la catenella del ciuccio va assolutamente tolta.
- Il disco esterno del succhiotto non deve essere più piccolo della bocca del bambino: se vostro figlio riesce a mettere in bocca il ciuccio intero, dovete passare alla misura più grande.
- Non lasciate il bambino incustodito mentre succhia da un biberon con la tettarella: a causa della suzione intensa la tettarella potrebbe staccarsi dalla ghiera e soffocarlo. I biberon non devono essere utilizzati come sostituti del ciuccio.

Le categorie a rischio

Vi sono bambini particolarmente esposti al rischio di SIDS. Nelle categorie a rischio rientrano:

- i neonati che sono già stati in pericolo di vita, per esempio a causa di un parto difficile;
- i neonati affetti dalla sindrome da apnea nel sonno;
- i neonati che hanno un fratello o una sorella deceduti per SIDS;
- i neonati prematuri o affetti da deficit;
- i neonati le cui madri sono o sono state forti fumatrici, anche se hanno smesso di fumare in gravidanza;
- i neonati che dormono proni o su un fianco in posizione instabile, oppure in un locale non conforme ai criteri descritti in precedenza (materasso troppo soffice, guanciali, coperte pesanti, temperatura troppo alta nella stanza);
- i figli di genitori alcolizzati, tossicodipendenti o di condizione socioeconomica svantaggiata.

Le precauzioni da adottare durante il sonno

Vi è una serie di misure precauzionali da adottare per ridurre al minimo il rischio di morte in culla.

- Non lasciate che il bambino dorma in posizione prona, soprattutto nel primo anno di vita.

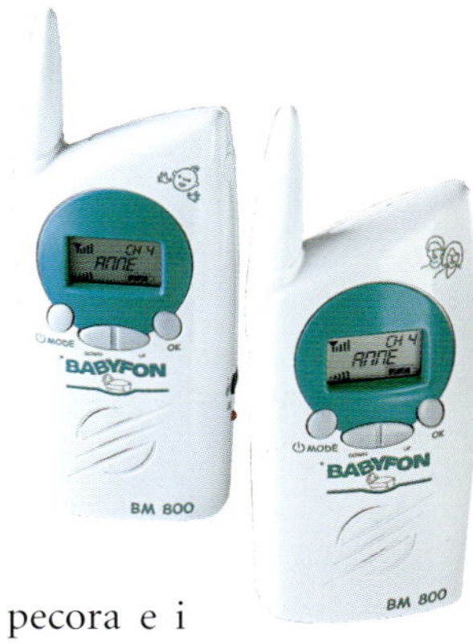

- Utilizzate il pigiama a sacchetto aggiungendo, se fa molto freddo, una coperta di lana sottile.
- Evitate il più possibile qualsiasi tipo di coperta e, tassativamente, il vello di pecora e i guanciali. Il pericolo di surriscaldamento corporeo è elevato, inoltre il bebè potrebbe scivolarvi sotto rischiando di soffocare.
- Nessuno può fumare nell'ambiente in cui vive il bambino. Se siete invitati a casa di fumatori, pregate i vostri ospiti di uscire all'aperto quando desiderano accendersi una sigaretta.
- Prolungate il più possibile l'allattamento al seno, almeno sino alla fine del primo semestre di vita del bambino.
- Nei primi sei mesi di vita lasciate che il bambino dorma nel suo lettino nella vostra camera da letto, per sorvegliarlo meglio nel sonno. Non tenetelo con voi nel letto matrimoniale.
- Se vostro figlio rientra in una categoria a rischio, perché è nato prematuro o a causa di precedenti problemi di salute, è consigliabile sottoporlo a un esame del sonno (polisonnografia) presso un centro specializzato e, in caso di necessità, utilizzare uno speciale monitor da installare in casa per tenere sotto controllo il bambino quando dorme.

BIMBI SICURI E PROTETTI NEL SONNO

Di giorno posso far dormire mio figlio nella sdraietta o è controindicato per la sua schiena?

Molti lo fanno, seppur con qualche rimorso di coscienza. In effetti la colonna vertebrale del bebè nella sdraietta, ma anche nel seggiolino dell'auto, tende a incurvarsi. La cosa, tuttavia, è tollerabile se il bambino dorme solo occasionalmente e per poche ore di seguito in tale posizione.

Gli animaletti di peluche nel letto del bambino possono sottrargli l'aria di cui ha bisogno?

Se non gli mettete accanto un orso gigantesco e se il letto non è sovraffollato di peluche non vi è alcun pericolo. Neppure una "copertina delle coccole" (per esempio, un leggero panno di stoffa) impedisce al bebè di respirare.

Nell'acquisto del lettino posso fare riferimento a qualche marchio di conformità in materia di sicurezza?

In Italia si può fare riferimento al marchio "Sicurezza controllata", che attesta la conformità di mobili e prodotti per l'infanzia agli standard internazionali e che garantisce, fra l'altro, il superamento di prove di tossicità e infiammabilità dei materiali e di controlli fisico-meccanici ed ergonomici. Se volete essere certi che i materiali utilizzati siano assolutamente privi di sostanze tossiche, acquistate un lettino di legno naturale: ne esistono anche con certificazione di "qualità bio". Potrete poi verniciarlo voi stessi nel colore che preferite (ovviamente con vernici atossiche).

Il mio bambino, appena nato, sembra piuttosto perso nel suo lettino: non sarà troppo grande per questi primi mesi?

Nei primi mesi di vita del bambino non è indispensabile usare un lettino più piccolo: basta disporre sulla testata un asciugamano arrotolato o un cuscino per allattamento. Ricordate, però, di fissare bene le estremità dell'imbottitura ai lati del materasso o alle sponde per evitare che ricada sul viso del bambino. Potete "accorciare" il lettino anche sistemando qualche pezzo di gommapiuma ai piedi, finché il piccolo non occuperà più spazio.

Di notte la mia bambina appena nata ha sempre le mani fredde. Forse la vesto troppo poco?

È difficile valutare la temperatura toccando solo le mani, perché sono sempre un po' fresche. Controlli anche quella dei piedi e del resto del corpo. Se le sembra che sia ugualmente fredda, infili la bambina in un pigiama a sacchetto oppure la copra con una copertina di lana.

Nostro figlio, di due anni, a volte viene a dormire nel nostro letto senza che ce ne accorgiamo. Al mattino siamo sorpresi di trovarcelo accanto. Che cosa dobbiamo fare?

Non occorre contrastare questo comportamento, a meno che non vi dia fastidio. In effetti, però, la cosa non sembra disturbarvi, dato che spesso vi accorgete della sua presenza solo al mattino.

Mia figlia, di sei mesi, suda molto quando dorme, soprattutto durante il sonnellino del primo pomeriggio. L'ipertraspirazione è un fattore di rischio per la SIDS?

Se la bambina suda soltanto quando si addormenta e, per il resto, non presenta nessuno dei fattori tipici di rischio, non vi è nulla di allarmante. Forse la piccola è semplicemente troppo coperta durante il riposino diurno, oppure la temperatura della stanza è più elevata di giorno che di notte, per via dei raggi del sole che penetrano dalla finestra o perché è acceso il riscaldamento.

Il mio bambino, di otto mesi, non usa il ciuccio, in compenso succhia sempre la sua bambolina di stoffa con tale bramosia che al mattino è tutta bagnata. Può essere pericoloso?

A quanto pare, suo figlio ha scelto la bambolina come compagna preferita per il sonno e la succhia volentieri per tranquillizzarsi. È una soluzione molto comoda e non vi è motivo di preoccuparsi. Si accerti soltanto che la stoffa non sia stata tinta o trattata con prodotti chimici.

È giusto sorvegliare continuamente i neonati con un monitor per essere certi che non accada loro nulla?

No, così facendo rischia solo di impazzire. Non può pensare di tenere suo figlio sotto costante osservazione. È molto più utile, nei primi mesi, far dormire il piccolo nel suo lettino nella camera dei genitori. In questo modo potrà accorgersi immediatamente di eventuali anomalie visto che, in fin dei conti, il suo sarà pur sempre un "sonno vigile da mamma" (a proposito del sonno leggero, si veda anche p. 45).

Il nostro bambino di quattro mesi si gira sempre a pancia in giù, nonostante per farlo addormentare lo mettiamo su un fianco. La cosa comincia a preoccuparci.

Effettivamente ci sono neonati che non si lasciano imporre la posizione da mantenere nel sonno. In qualche modo riescono sempre a mettersi come preferiscono e non hanno difficoltà a rotolare sulla pancia e sulla schiena. Consolatevi pensando che a partire dal sesto mese vostro figlio riuscirà in ogni caso a rigirarsi fino ad assumere la posizione che predilige.

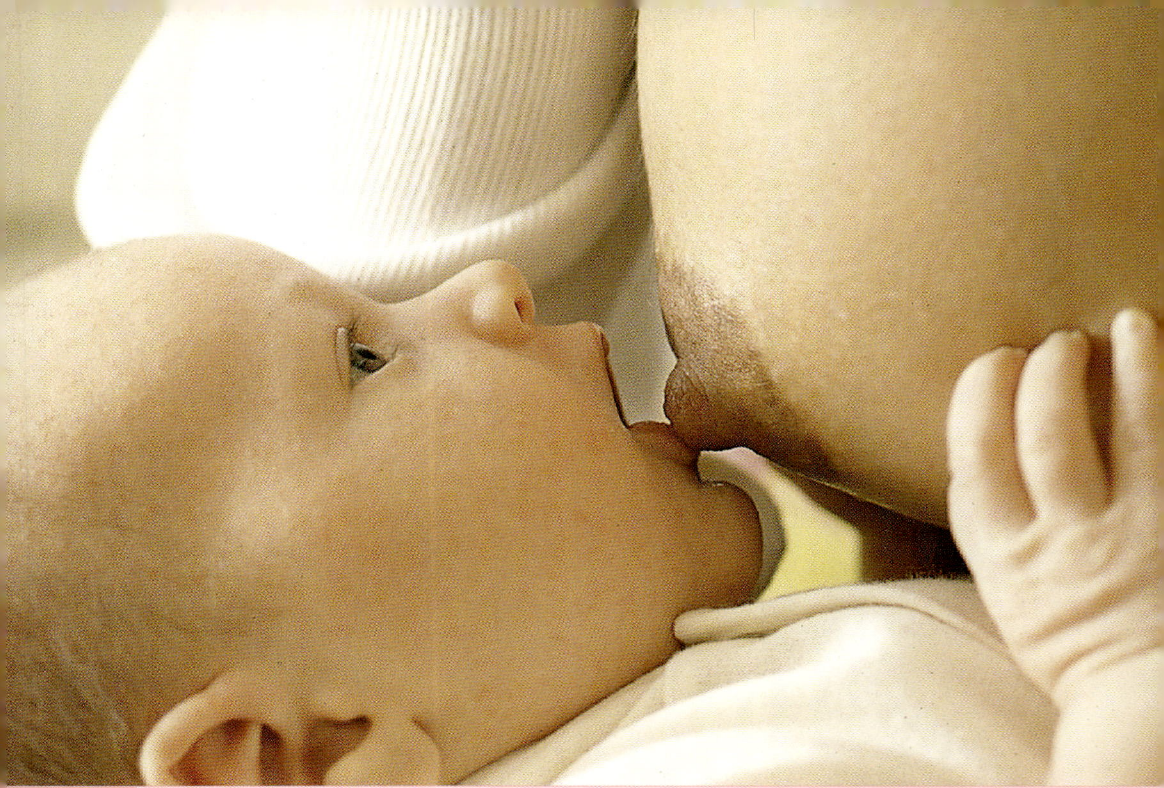

Con il pancino pieno si dorme a meraviglia

Spesso i neonati passano direttamente dal pasto al sonno. La suzione esercita un effetto calmante e, come il senso di sazietà, concilia la nanna. Non sorprende, quindi, che si addormentino preferibilmente in braccio durante la poppata, attaccati al seno materno o al biberon. In effetti, all'inizio le poppate sono così stancanti per il neonato da fargli chiudere gli occhi per un sonnellino ristoratore già mentre mangia, anche perché tra le vostre braccia si sente ben protetto. Quando vi accingete ad allattare vostro figlio al seno o con il biberon, quindi, organizzatevi in modo da essere comodamente sedute e da godervi questo momento di calma a due. Tenete a portata di mano qualcosa da bere, qualche cuscino ed eventualmente un libro, per non dovervi più alzare e rilassarvi il più possibile.

"Pappa" e "nanna": le abitudini nella prima infanzia

Per quanto possa essere facile e anche piacevole far addormentare un neonato durante la poppata, bisogna tener presente che i piccoli vi si abituano rapidamente finendo con l'associare l'atto di addormentarsi con la suzione. Se la cosa non disturba i genitori e non impedisce al piccolo di dormire senza interruzioni, non vi è nulla da obiettare. In realtà, però, proprio quest'ultimo aspetto finisce in genere per diventare un problema. Come si è visto alle pp. 9 e sgg., infatti, tutti di notte ci svegliamo brevemente più volte nel passaggio da una fase del sonno alla successiva e, in modo assolutamente automatico, ci assicuriamo che le cose stiano come quando ci siamo addormentati. È bene, perciò, mettere a letto il bambino finché è ancora sveglio perché, se si addormenta in braccio, risvegliandosi troverà che tutto è cambiato: la madre e il seno sono scomparsi. Spaventato, il piccolo si sveglierà completamente e piangerà reclamando la mamma, per poi riaddormentarsi tranquillo solo quando sentirà di nuovo in bocca il capezzolo o la tettarella del biberon. È proprio a causa di tale meccanismo che alcune donne sono costrette ad allattare ogni ora: ben presto, però, private in continuazione del sonno di cui hanno tanto bisogno, si sentiranno inevitabilmente spossate.

Separare l'atto di addormentarsi dall'allattamento

Se vostro figlio si è ormai abituato ad addormentarsi mentre viene allattato, dovete educarlo a separare i due momenti. Lasciate che termini il suo pasto; quando è quasi sul punto di sprofondare nel sonno, fategli fare il ruttino e adagiatelo, ancora sveglio, nel suo letto.

Un bambino di cinque-sei mesi può dormire dalle sei alle otto ore di seguito senza dover mangiare. Ovviamente, se fino a un certo momento è stato allattato anche di notte, al seno o con il biberon, al suo metabolismo sarà necessario un periodo di adattamento. Il cambiamento di abitudini, d'altronde, sarà perfino salutare per il piccolo: se rinuncerete a offrirgli la sua razione notturna di latte o di infuso, il pan-

CONSIGLIO

PREVENIRE È MEGLIO CHE CAMBIARE ABITUDINI!

Per quanto sia bello che il bebè si addormenti in braccio mentre viene allattato, fin dai primi mesi di vita è bene cercare di separare l'atto di addormentarsi da quello di succhiare il seno o il biberon, in modo che il piccolo impari ad addormentarsi da solo nel proprio letto.

nolino rimarrà asciutto più a lungo e l'apparato digerente avrà un carico di lavoro inferiore. L'intero organismo godrà di una pausa di riposo e ciò contribuirà, a sua volta, a rendere il sonno più profondo.
Con lo svezzamento, a molti genitori riesce più facile non dare più nulla da mangiare al bambino di notte. Se ha sete, sarà sufficiente offrirgli un po' di infuso non zuccherato o di acqua.
Probabilmente avrete fatto voi stessi l'esperienza: se la sera consumate cibi grassi e pesanti, di notte non riuscite a dormire bene. L'organismo, infatti, è impegnato in una digestione difficile, anziché ridurre al minimo il proprio dispendio energetico e rigenerare così le forze. Per la stessa ragione è sconsigliabile offrire al bambino un biberon molto sostanzioso prima che vada a letto, nella speranza che, essendo sazio, dorma senza interruzioni fino al mattino; piuttosto, accadrà il contrario.
Alcune ricerche hanno smentito che i lattanti dormano più a lungo soltanto perché l'ultimo pasto è più ricco. È stato inoltre evidenziato che allattare il piccolo su richiesta oppure a orari prestabiliti non influisce sulla sua capacità di dormire senza interruzioni.

CONSIGLIO

NON ALLATTATE IN POSIZIONE SDRAIATA

Per rimarcare in modo chiaro la differenza fra dormire e mangiare, anche di notte è preferibile allattare stando sedute, anziché sdraiate con il bambino accanto.

Prima si mangia, poi si dorme

Purtroppo sono ben poche le famiglie in cui la distinzione fra allattamento e addormentamento non crea problemi, soprattutto se i bambini sono già un po' cresciuti. In questo caso è bene portare gradualmente fino a mezz'ora l'intervallo fra il pasto e il momento di dormire.
Per riuscirvi, il bebè dovrebbe essere ancora sveglio e impegnato in qualche attività, da solo o insieme a voi. Fategli fare il ruttino, cambiatelo e poi portatelo a passeggio per casa: tutto (o quasi) è ammesso, tranne addormentarsi. Leggetegli qualcosa ad alta voce, ascoltate insieme un po' di musica. Dopo un po' mettete il bambino a letto, sveglio e senza biberon. Da questo momento in poi cibo o bevande sono tabù. Il piccolo imparerà, così, che mangiare e dormire non sono un tutt'uno.
Sappiate, comunque, che il bambino non avrà sete né fame. Se richiede il seno o il biberon lo fa perché per vari mesi questa è stata una sua abitudine. Se ha bisogno di succhiare per riuscire a rilassarsi, offritegli il ciuccio. In alternativa, andranno altrettanto bene anche un pezzo di stoffa o la sua manina.

C'è un tempo per mangiare e uno per dormire

Se vostro figlio ha imparato ad addormentarsi senza attaccarsi al seno o senza biberon, potete provare a lasciare che si riaddormenti da solo durante la notte, una volta escluso che abbia fame. Nei primi mesi di vita, in genere i bambini hanno bisogno di essere allattati ogni tre-quattro ore, anche di notte. A partire dal quarto mese, già il 70% dei piccoli è in grado di dormire per sei-otto ore di seguito. Al più tardi dopo altri sei mesi, riesce a farlo anche il restante 30%. Se durante il giorno il piccolo ha assunto una quantità di latte sufficiente, potete cominciare a eliminare il pasto notturno. Per compiere tale passaggio, che di rado avviene da un giorno all'altro, dovrete anzitutto trovare con vostro figlio una frequenza delle poppate che soddisfi il suo fabbisogno alimentare nelle ore diurne.

A prescindere dall'intervallo che intercorre fra le poppate, la regolarità dei pasti aiuta il bambino a trovare un ritmo sonno-veglia che, a sua volta, influisce positivamente sul sonno (si vedano anche pp. 11-12). L'ideale è che fra due poppate trascorrano tre-quattro ore: a quel punto il piccolo avrà davvero fame e mangerà parecchio.

I prematuri e i neonati inizialmente fanno pasti più ravvicinati (all'incirca ogni due ore), ma meno abbondanti.

A partire dai tre-quattro mesi di vita, incoraggiate il bambino a mangiare di più e meno frequentemente. Se di notte ha ancora fame, potete allattarlo un'ultima volta al seno o con il biberon fra le 22 e le 24, prima di andare a letto. Durante una fase di sonno leggero, rimanendo al buio, assicuratevi che sia davvero sazio. Se nel corso della poppata minaccia di addormentarsi svegliatelo, cambiategli il pannolino e quindi concludete la poppata.

› Se di giorno il bambino ha mangiato e bevuto a sufficienza, di notte non avrà bisogno di altro latte.

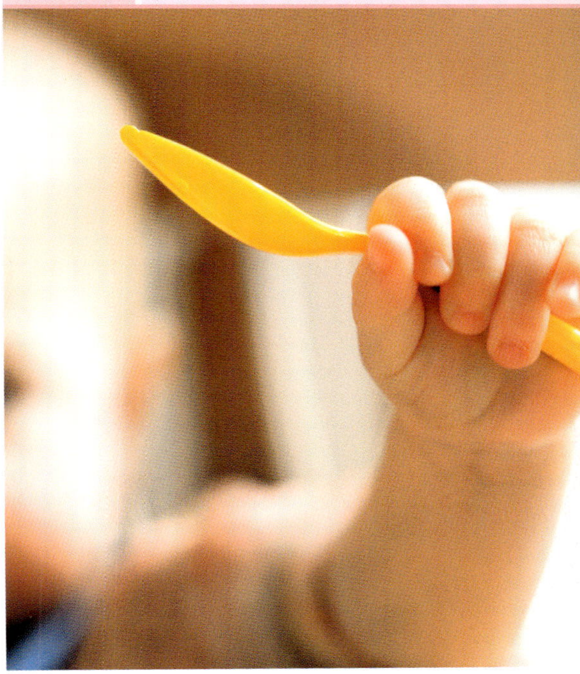

Eliminare progressivamente i pasti notturni

Se vostro figlio, pur essendo un po' cresciuto, si è ormai abituato ad assumere di notte una quota cospicua della sua razione alimentare, è necessario adottare un vero e proprio metodo per insegnargli a fare a meno del biberon notturno (a prescindere dal fatto che sia a base di latte oppure di infuso).

Non privatelo da un giorno all'altro del pasto notturno. Solo se notate che il piccolo, più che bere veramente, si limita a succhiare, potete provare da subito a proporgli il ciuccio in sostituzione del biberon. In caso contrario è meglio disabituarlo con gradualità, riducendo man mano la dose: per esempio, potete diluire il latte del biberon notturno con una quantità sempre maggiore di acqua. In tal modo la fame immediata si placa, mentre il fabbisogno calorico viene soddisfatto in misura via via minore e, automaticamente, il bambino mangerà di più durante il giorno. Un altro ottimo sistema è quello di ridurre di 10-20 ml per notte il latte nel biberon o di qualche minuto la durata della poppata.

Nei bambini più piccoli, un altro metodo che si dimostra efficace consiste nel prolungare progressivamente l'intervallo fra i pasti: provate a ritardare dai 15 ai 30 minuti per notte il momento della poppata. Se di notte il bambino chiede di essere allattato ogni due ore, portate l'intervallo tra le poppate a due ore e mezzo la prima notte, a tre ore la seconda e così via. Entro una o due settimane avrà imparato a rinunciare al pasto notturno.

Per molti bambini questo metodo funziona meglio se riescono a consolarsi con il ciuccio. In tal caso evitate di accendere la luce, se non è strettamente necessario, e astenetevi da qualsiasi attività superflua, per non rischiare che il bambino si svegli completamente.

INFO

LA NOTTE È FATTA PER DORMIRE

Abbiate fiducia nelle capacità di vostro figlio: se è sano e ha almeno un anno di vita, è perfettamente in grado di assumere nelle ore diurne la quantità di cibo di cui ha bisogno. Sostenetelo affettuosamente in questo processo di cambiamento.

Sete notturna?

Anche la richiesta di bere durante la notte (infuso, succo di frutta o acqua) può essere una semplice abitudine, che si può abbandonare procedendo come per il latte. A volte, però, il bambino ha davvero sete, perché l'aria della stanza è troppo secca o, se è già grandicello, perché la cena era salata. In altre parole, la sete è giustificabile ma non deve essere un problema che si ripresenta puntualmente tutte le notti; in ogni caso, lo si può evitare prevenendolo.

SE LA FAME DISTURBA IL RIPOSO NOTTURNO

Mio figlio, di due anni, beve ogni notte almeno due biberon di latte. Sono contenta che lo faccia, visto che di giorno mangia davvero poco. Non è pericoloso privarlo dei pasti notturni?

È comprensibile che lei si preoccupi che il bambino si nutra abbastanza. Nella situazione attuale, però, perché dovrebbe mangiare di più durante il giorno? Solo se di notte gli sarà offerto un pasto meno abbondante, di giorno potrà mangiare di più. Diluisca il latte dei biberon notturni con una quantità d'acqua progressivamente maggiore, per ridurre l'apporto energetico. Così, l'appetito aumenterà man mano nelle ore diurne.

Vorrei svezzare completamente la mia bambina di sette mesi. Di giorno la cosa riesce, ma di notte piange terribilmente se non la attacco al seno.

Se desidera svezzare sua figlia è consigliabile che sia suo marito, di notte, a tranquillizzarla e a farla riaddormentare. La bambina, infatti, quando va lei a consolarla, è abituata a ricevere il seno. Se ciò non avviene, è ovvio che la piccola resti terribilmente frustrata e delusa. Dopo la fase dello svezzamento, in genere non si verificano più problemi se è la mamma a intervenire pur senza offrire il seno.

Di notte mio figlio non riesce a calmarsi con il succhiotto e richiede perentoriamente il biberon. Devo proprio lasciarlo piangere affamato?

No, se il bambino ha davvero fame non deve privarlo del pasto notturno da un giorno all'altro. Cerchi di disabituarlo progressivamente e di aiutarlo a mangiare a sazietà durante il giorno.

La mia bambina, di quattro mesi, di notte vuole ancora essere allattata due volte. Il figlio di una mia amica, della stessa età, si accontenta di un solo pasto. Devo cominciare a disabituare mia figlia alla poppata notturna?

Evidentemente la sua amica ha un bebè particolarmente rispettoso. Di norma, i lattanti a questa età hanno ancora bisogno di almeno una o due poppate notturne, perché durante il giorno non riescono a soddisfare il proprio fabbisogno alimentare. Attenda ancora qualche tempo, forse entro breve sua figlia comincerà spontaneamente a saltare il pasto notturno.

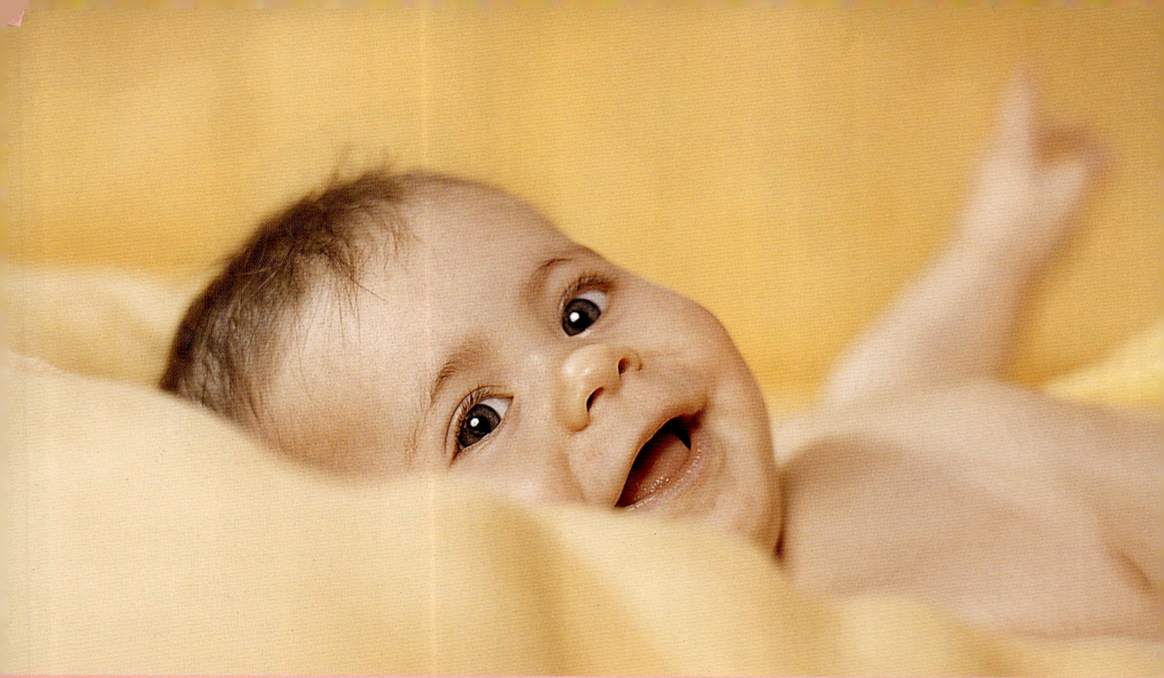

Trovare il proprio ritmo

La regolarità dei pasti non è l'unico elemento fondamentale per garantire uno stato di benessere e sonni ristoratori nella prima infanzia. Molto utili allo scopo sono anche la regolarità del ciclo sonno-veglia e un'organizzazione della giornata ben strutturata. La maggior parte dei bambini fino ai tre anni d'età è in grado di trovare da sola un proprio ritmo, nell'alimentazione come nel sonno. Alcuni, però, hanno bisogno di un sostegno: spetta ai genitori, allora, capire qual è il ritmo individuale del bambino e favorirlo.

Possono aiutarlo condividendo attivamente le esperienze della giornata, programmando un numero sufficiente di pause di riposo e trasmettendogli un forte senso di rassicurazione. Così facendo, la sera il piccolo si tranquillizzerà, predisponendosi al sonno in modo ottimale.

Organizzare la giornata

I presupposti per un buon sonno nascono nel corso del giorno. Gli studi condotti in merito hanno dimostrato che un'organizzazione della giornata regolare, in sintonia con i bisogni del bambino, cadenzata dagli orari fissi per i pasti e il riposo, aiuta il piccolo ad addormentarsi la sera e a dormire senza interruzioni fino al mattino. Se il bambino, per esempio, viene allattato sempre a mezzogiorno, è molto probabile che abbia fame se, a quell'ora, diventa irrequieto o piange.

Vivere attivamente ogni giorno

Quanto più il bambino è piccolo, tanto più è importante che la giornata sia organizzata in funzione del ritmo del sonno e dei pasti. In questa fase di vita la giornata è evidentemente scandita dal ciclo fame-sazietà, strettamente collegato, almeno sul piano ideale, al ciclo sonno-veglia. Benché vari per ogni lattante, in genere nell'arco di poche settimane esso si stabilizza su un intervallo di tre-quattro ore.

Per il neonato, trovare il proprio ritmo costituisce un'importante tappa del processo evolutivo. Per affrontarla, ha bisogno fin dall'inizio dell'aiuto dei genitori, in particolare quando si tratta di sincronizzare, in modo graduale, il ritmo individuale con quello della vita familiare. Dalla regolare successione di cicli sonno-veglia strutturati in modo simile il piccolo trae un senso di sicurezza.

I neonati e i bambini di pochi mesi possono adeguarsi a ritmi alquanto diversi. Uno schema ormai collaudato è il seguente: allattate vostro figlio al risveglio; in quel momento è particolarmente affamato e mangerà fino a essere sazio. Nelle prime settimane di vita, dopo il primo pasto i neonati fanno spesso un breve sonnellino per riprendersi dallo sforzo della suzione. Segue una fase di veglia piuttosto lunga, in cui il piccolo è riposato e sazio: godetevi queste meravigliose pause di calma! Adesso il piccolo è molto ricettivo. Dopo il cambio del pannolino può intrattenersi da solo o essere disponibile a un "dialogo" con i genitori, a giocare insieme, a fare una passeggiata all'aria aperta o una breve serie di esercizi di ginnastica (alcuni suggerimenti in proposito sono riportati a p. 70). Un'ora-un'ora e mezzo dopo essersi svegliato, il bebè è di nuovo stanco ed entra in una nuova fase di sonno piuttosto lunga, al termine della quale è ancora affamato... e il ciclo ricomincia da capo.

Attenendovi a questo o a un altro ritmo, anzitutto soddisferete con regolarità i bisogni fondamentali del bambino. Vostro figlio, inoltre, eviterà di collegare automaticamente la "pappa" e la "nanna": non si addormenterà mentre lo state allattando al seno o con il biberon, ma quando sarà stanco di giocare. Solamente al risveglio sarà previsto un altro pasto. Il breve riposino dopo la poppata non comprometterà questa impostazione, perché il bambino farà molte esperienze prima di passare ancora al sonno "vero e proprio".

Sottolineare le differenze fra il giorno e la notte

Un metodo efficace per garantire la tranquillità del sonno notturno consiste nello sfruttare attivamente "l'orologio naturale", ossia l'alternanza di luce e buio, smorzando l'illuminazione nella stanza in cui dorme il bambino (anche durante il giorno) e lasciando invece che il piccolo "faccia il pieno" di luce nelle fasi di veglia. Anche la comunicazione va espressamente adeguata a tale alternanza: gli scambi animati, i giochi vivaci e le esperienze movimentate si svolgono di giorno, mentre di sera e di notte tutto assume toni smorzati, con brevi coccole, ninnenanne e, solo in caso di bisogno, l'allattamento. Per enfatizzare la differenza fra il giorno e la notte, nelle ore notturne vi limiterete a parlare sottovoce e allatterete o consolerete il bambino nella semioscurità. Anche il cambio del pannolino si svolgerà in modo più sbrigativo e senza particolari intrattenimenti. Così, fin da piccolissimo, il bambino imparerà che di notte, oltre a placare la fame, non accade nulla per cui valga la pena di svegliarsi (completamente). La situazione, invece, è ben diversa durante il giorno. Nei periodi di veglia il bambino deve godere appieno della luce e del sole e partecipare alle attività della giornata, con l'ovvia moderazione che si impone all'inizio.

Avere orari fissi per le passeggiate, i pasti e il gioco è tutt'altro che noioso per i neonati e i bambini piccoli, anzi per loro è un fattore di tranquillità e di rassicurazione, tanto più che una giornata scandita da ritmi regolari non significa che ogni giorno debba essere identico all'altro e svolgersi secondo un rigido programma predeterminato. Se l'organizzazione del tempo sarà strutturata in modo chiaro, eviterete di esporre il piccolo a un bombardamento di sollecitazioni. Non sottoponete voi stessi e il vostro bambino a ritmi incalzanti. Tutto ciò influirà positivamente anche sul suo comportamento relativo al sonno.

Nella programmazione della giornata non dimenticate di prevedere pause e momenti di riposo. I bambini più piccoli hanno cicli di 50-60 minuti anche nelle ore diurne. Nei periodi di veglia, pertanto, si alternano fasi di particolare attenzione e di riposo. Sapendo questo, potrete capire per-

CONSIGLIO

I MOMENTI MIGLIORI DELLA GIORNATA

Vostro figlio è un'"allodola"? Tenete presente che nelle prime ore della giornata le persone mattiniere sono di ottimo umore e molto ricettive. Vale la pena, quindi, che anche i genitori si alzino presto per trascorrere piacevolmente un po' di tempo in compagnia del piccolo. Il contrario vale per i "gufi", che hanno bisogno di particolari attenzioni la sera.

ché vostro figlio cominci all'improvviso a piagnucolare senza apparente ragione, nonostante sia stato di ottimo umore fino a quel momento: ha semplicemente bisogno di un po' di tranquillità o di qualche coccola prima di dormire. Potete aiutarlo individuando il suo ritmo e rispettandolo.

Il sonno diurno

Ai sonnellini del mattino, di mezzogiorno e del pomeriggio i genitori tendono ad attribuire un'importanza inferiore rispetto al sonno notturno. La regolarità dei momenti di sonno diurno finisce così per essere sacrificata ai numerosi impegni della giornata, più o meno urgenti.

Vari studi hanno tuttavia dimostrato che proprio quei bambini che hanno difficoltà a dormire hanno bisogno di fasi regolari di sonno anche durante il giorno. Ciò è ovviamente impossibile se avete un'agenda fitta di impegni. Nei primi mesi di vita è bene rinunciare ad attività che si svolgono in orari in cui il bambino dovrebbe dormire. Fissate i vostri appuntamenti in momenti diversi da quelli dei sonnellini, organizzate le passeggiate in modo che il bebè possa dormire in carrozzina: le pause di riposo sono essenziali per elaborare le numerose nuove impressioni.

I bambini sottoposti a stress e sovraffaticati stentano ad addormentarsi. Al contrario di quanto si ritiene comunemente, i bebè non recuperano di notte il sonno che hanno perso durante il giorno, anzi, diventano nervosi, irrequieti e sovreccitati; tutto ciò, a sua volta, accresce gli ostacoli a un buon sonno. Problemi analoghi si pongono anche quando superano l'orario giusto per fare la nanna: non crediate che vostro figlio possa dormire meglio e più a lungo se lo mettete a letto più tardi, e ciò vale anche per la sera. Così facendo, finirete soltanto per sottrargli ore di sonno, tanto più se è un mattiniero.

Verso la fine del primo anno di vita molti bambini concentrano i due sonnellini del mattino e del pomeriggio in uno solo, un

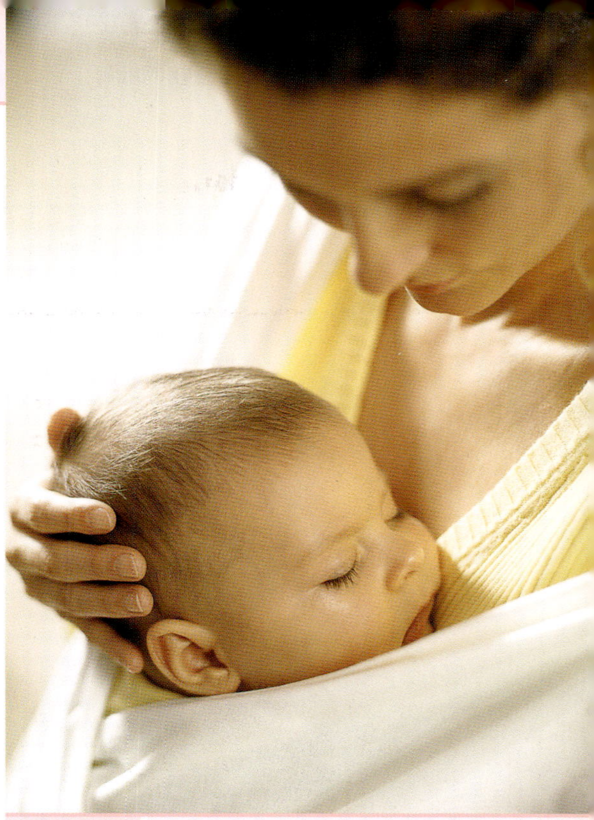

In giro, i neonati possono dormire anche nel marsupio o nella carrozzina.

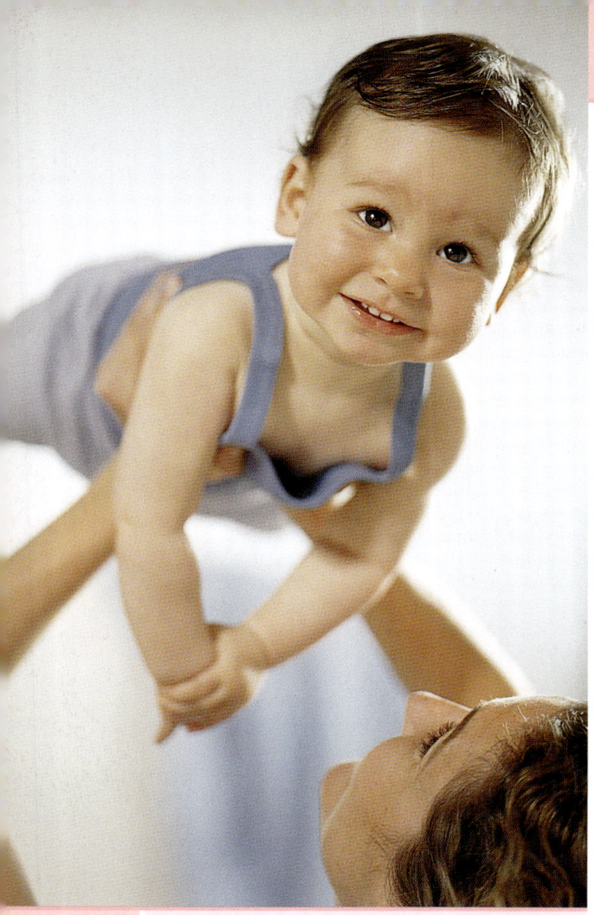

Scatenatevi e divertitevi con vostro figlio durante il giorno, non la sera prima di metterlo a letto.

po' più lungo, a metà giornata. Affinché vostro figlio riesca comunque ad addormentarsi all'orario desiderato, questa fase di sonno diurno non dev'essere posticipata troppo nell'arco del giorno. Se un bambino in buone condizioni fisiche dorme sino alle 16, è difficile che alle 19 sia di nuovo stanco. Se i genitori insistono per metterlo a letto a quell'ora, il caos è assicurato. E anche nel caso in cui il bambino riuscisse ad addormentarsi, con ogni probabilità si sveglierebbe e starebbe sveglio per parecchie ore durante la notte.

Se decidete di compilare un diario del sonno (si vedano pp. 20-21), ricordate di riportare sempre tutti i momenti in cui il bambino dorme – compresi i brevi sonnellini diurni – per calcolare con la massima precisione possibile il suo specifico fabbisogno di sonno.

Nel corso del secondo e del terzo anno di vita la necessità di dormire durante il giorno si riduce progressivamente. Ciò non significa, però, che voi e vostro figlio dobbiate "fare tutta una tirata". È preferibile sostituire il sonnellino con una pausa nella quale sia il bambino sia voi possiate rilassarvi. Durante il *time out* il piccolo può giocare da solo nella sua cameretta con un sottofondo musicale tranquillo, fare un puzzle o guardare un libro illustrato.

Organizzare le fasi di veglia

Anche con i bambini più piccoli, vi sono mille cose da fare nei momenti della giornata in cui sono svegli. Ciò non significa che tutto il periodo di veglia vada riempito di attività. L'attenzione e le capacità sensoriali del bambino saranno stimolate anche semplicemente consentendogli di osservarvi mentre svolgete le normali attività domestiche o d'ufficio: lui guarda, afferra diversi oggetti, li annusa o li porta alla bocca. Spesso i bebè si tengono otti-

IL VOSTRO BAMBINO È DAVVERO STANCO?

La migliore garanzia per un sonno profondo è la stanchezza. Molti bambini, tuttavia, non riescono ad accorgersi da soli di quando è giunto il momento di andare a fare la nanna. È compito dei genitori, perciò, individuare il momento propizio, in cui è particolarmente facile che si addormentino. Sfruttate il passaggio tra la fase attiva e quella di riposo per sintonizzarvi con "l'orologio interno" del piccolo. Cominciate a prepararlo per andare a letto durante la fase attiva, così che nella successiva possa addormentarsi rapidamente.

Per verificare come funziona il suo orologio interno, osservate vostro figlio per due o tre sere di seguito. Nella maggior parte dei casi, il momento di massima stanchezza per i neonati è fra le 19 e le 21 e nei bambini un po' più grandi fra le 18 e le 20. Tuttavia, poiché ogni bambino ha una propria personalità, è bene cercare di cogliere i segnali più evidenti. Vi accorgerete che vostro figlio è stanco dai seguenti indizi:

- sbadiglia;
- succhia il pollice o il ciuccio;
- fa smorfie o aggrotta la fronte;
- i suoi movimenti sono bruschi o rallentati;
- le attività si attenuano gradualmente;
- gli arti si irrigidiscono;
- lo sguardo diventa fisso;
- strilla, piange o piagnucola;
- si ritrae, non ricerca più il contatto con voi, vuole starsene in pace;
- si sfrega gli occhi e gli orecchi;
- quando lo prendete in braccio si irrigidisce o oppone resistenza.

COME FARE PERCHÉ SIA STANCO?

Se durante il giorno il bambino ha la possibilità di muoversi e scorrazzare liberamente, la sera, in modo pressoché automatico, sarà più stanco. Un bagno caldo o un massaggio prima di andare a letto possono indurre il rilassamento e il torpore, perché lo aiutano a prendere la giusta distanza dalle esperienze della giornata.

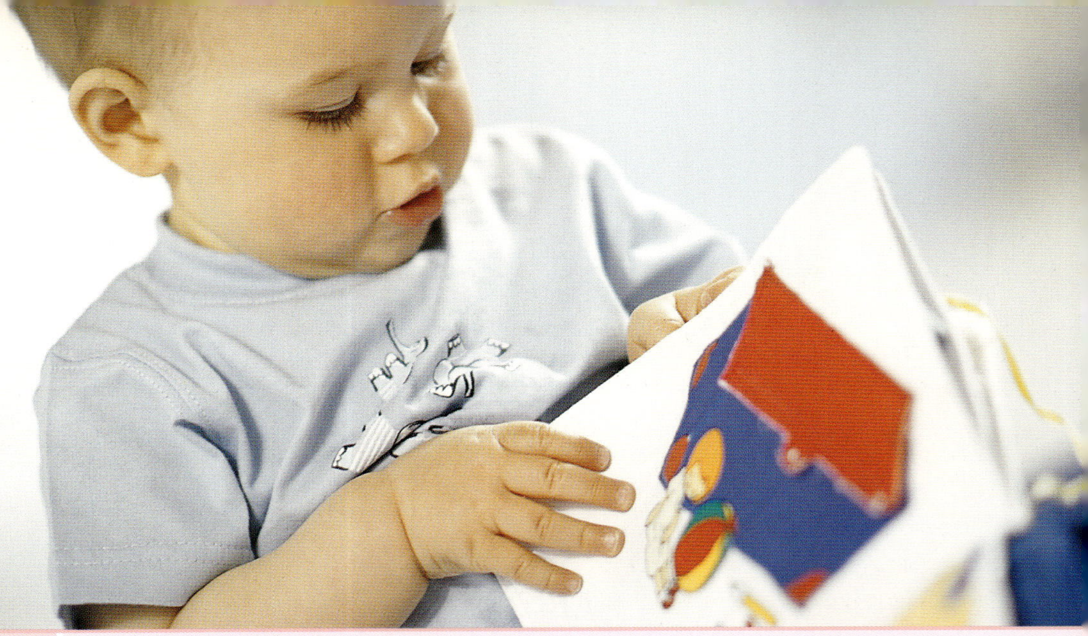

Non c'è bisogno di intrattenere continuamente i bebè: ogni tanto possono benissimo giocare da soli.

mamente occupati da soli. Sdraiati su un tappetino da gioco, per esempio, si esplorano le manine, si mettono un dito in bocca, borbottano fra sé o studiano con interesse una giostrina appesa.
Se vostro figlio è un po' più grandicello, può passare il tempo manipolando i primi giocattoli o sfogliando un libro di stoffa. Non intromettetevi nelle sue attività, ma godetevi questi meravigliosi momenti in cui il piccolo è soddisfatto di sé e della sua condizione.

Il movimento fa bene

Nelle fasi di veglia, oltre al gioco non dovrebbe mancare il movimento. Fin da piccolissimi è bene che i bambini sviluppino una percezione positiva del proprio corpo, che li stimolerà a iniziare presto a strisciare sul ventre, a gattonare e a camminare. Per riuscirvi, devono rinforzare diversi muscoli.
Prendete l'abitudine di adagiare il piccolo in posizione prona e poi supina, lasciatelo sgambettare liberamente oppure "fate ginnastica" con lui seguendo gli esercizi illustrati alle pp. 70-71.
Man mano che cresce, il bambino diventerà sempre più attivo. Assicurategli la possibilità di scatenarsi durante il giorno, in modo che la sera sia davvero stanco. Se osservate attentamente vostro figlio noterete ben presto qual è il grado di sforzo che riesce – e che è disposto – a compiere. Per esempio, se si volta dall'altra parte o inizia a piagnucolare significa che gli è richiesto un impegno eccessivo. Cercate di cogliere questi segnali per non sovrastimolarlo, impedendogli di elaborare le nuove impressioni.

L'importanza della rassicurazione

I periodi di veglia appaganti, inseriti in una giornata scandita da ritmi regolari, sono un ottimo presupposto per una notte tranquilla. Questo non significa, però, che dobbiate essere continuamente impegnati nel ruolo di animatori. Ciò che conta davvero è che sappiate trasmettere a vostro figlio la certezza di godere di un'attenzione piena, senza riserve: non è sempre facile, soprattutto se entrambi i genitori lavorano fuori casa o un fratellino richiede molte cure. Cercate comunque di dimostrare tutto il vostro affetto al bambino quando è sveglio. In caso contrario, infatti, potrebbe richiedere di notte le attenzioni che non è riuscito a ottenere durante il giorno, piangendo per richiamarvi al suo letto o infilandosi di soppiatto nel vostro.

Aiutare il bambino a orientarsi

Il fatto che di notte il bambino avverta un senso di separazione e di solitudine dipende per lo più dal fatto di non poter contare a sufficienza sulla sicurezza e sul calore affettivo trasmessigli durante il giorno.
Una giornata organizzata in modo ben definito e comprensibile, con regole e limiti chiaramente stabiliti, rappresenta un riferimento essenziale, che lo rassicura e gli consente di orientarsi con fiducia. Ancora più importanti affinché un bambino si senta accettato e compreso, tuttavia, sono le cure amorevoli e il contatto fisico. Il piccolo deve avere la certezza che la madre, il padre o un'altra figura di riferimento siano sempre presenti quando ha bisogno di loro, non soltanto fisicamente, ma con tutto il cuore e tutta l'anima. Soltanto in questo modo può essere certo che c'è qualcuno che sa comprendere e accogliere tutti i suoi bisogni e interessi, le sue debolezze e i suoi punti di forza. Quando la sicurezza viene meno, il bambino chiama a gran voce la mamma o il papà per accertarsi che ci siano ancora.
Quanto maggiori sono l'attenzione e la fiducia che i genitori sapranno offrire al proprio figlio durante il giorno, tanto più il bambino dormirà profondamente, rilassato e sereno.

CONSIGLIO

SICUREZZA È SENTIRSI AVVOLTI IN UN "BOZZOLO"

Molti neonati adorano sentire il proprio corpo avvolto strettamente in un grande panno. A prima vista questa sorta di "bozzolo" sembra limitare la libertà di movimento, ma in realtà ricorda al bambino lo spazio ristretto del ventre materno e ciò ha un effetto calmante, soprattutto se il piccolo non riesce ancora a muovere gli arti in modo controllato e consapevole e spesso si dimena involontariamente.

GINNASTICA PER I PIÙ PICCINI

La ginnastica più entusiasmante, ovviamente, è scatenarsi nel gioco, fare la lotta e scorrazzare insieme a mamma e papà. Così facendo il bambino può dare libero sfogo alle sue energie, per poi trascorrere una serata tranquilla. Con vostro figlio, però, potete anche fare "ginnastica": per tre minuti a partire dai tre mesi di vita e, dopo qualche tempo, per ben 10 minuti. Gli esercizi proposti giovano alle articolazioni e ai muscoli, li rinforzano e costituiscono un'ottima preparazione per stare seduti, strisciare, gattonare e camminare. La ginnastica, inoltre, è piacevolmente stancante.

Se il piccolo vi segnala di non gradire l'esercizio o si irrigidisce e non vuole collaborare, non forzatelo: in fondo dovrebbe trattarsi di un divertimento per entrambi. Evitate anche di compiere movimenti bruschi e troppo energici. Ripetete ciascuna sequenza per 6 volte.

PER RINFORZARE LE GAMBE

Flettete e stendete una gamba alla volta, alternandole per 10-20 volte (flettete la gamba destra e contemporaneamente allungate la sinistra, e viceversa). 1

Battete delicatamente le piante dei piedi una contro l'altra per 6 volte. 2

Con i piedini uniti toccate dolcemente il torace e la punta del naso del bambino, ma solo a condizione che non opponga resistenza. Ripetete per 3 volte. 3

Premete lievemente sulle piante dei piedi per attivare il "riflesso di prensione". 4

Premete il vostro indice lungo il lato del piede. In questo modo il riflesso di prensione scompare e le dita si distendono. Ripetete per 6 volte. 5

PER RINFORZARE LE BRACCIA

Ponete i vostri pollici nelle mani del bambino, in modo che vi si aggrappi. 6

Incrociate le sue braccia allungandole leggermente davanti al torace; mantenete la posizione per 6 secondi. 7

Ora allargate delicatamente le braccia ai lati, quindi allungatele in alto in modo che le manine si sfiorino. 8

Appoggiate un braccio all'esterno e l'altro sul petto, in alternanza. 9

Afferrate delicatamente gli avambracci e portate entrambe le mani alle guance. 10

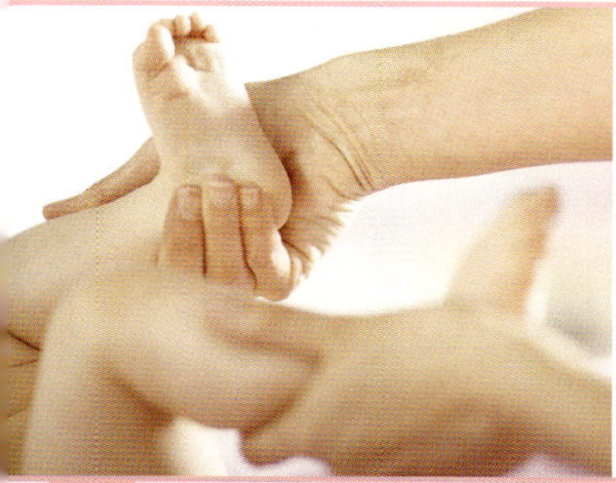

1 Bicicletta

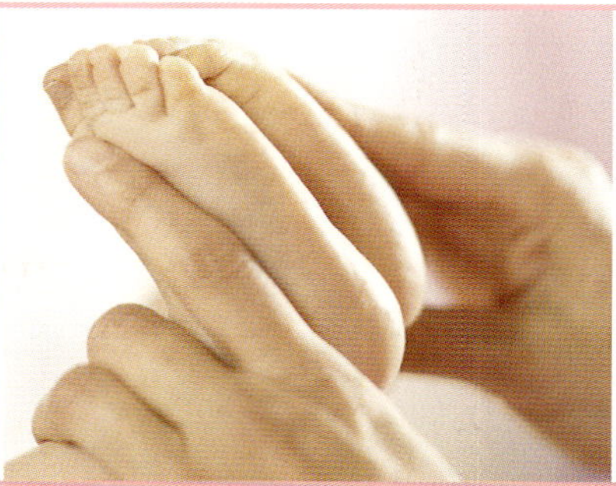

2 Battere i piedini

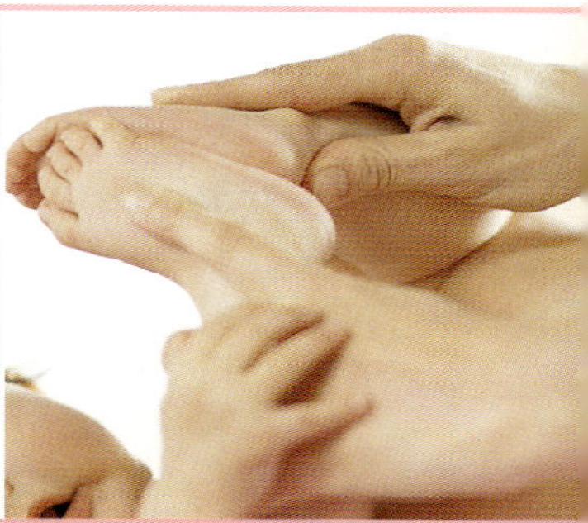

3 Piedini al torace

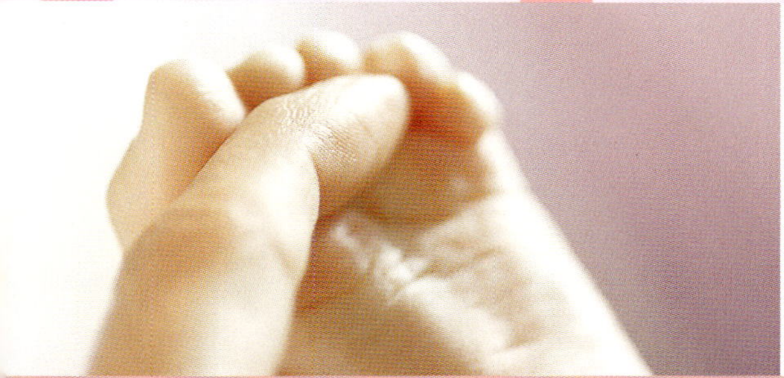

4 Attivare il riflesso di prensione

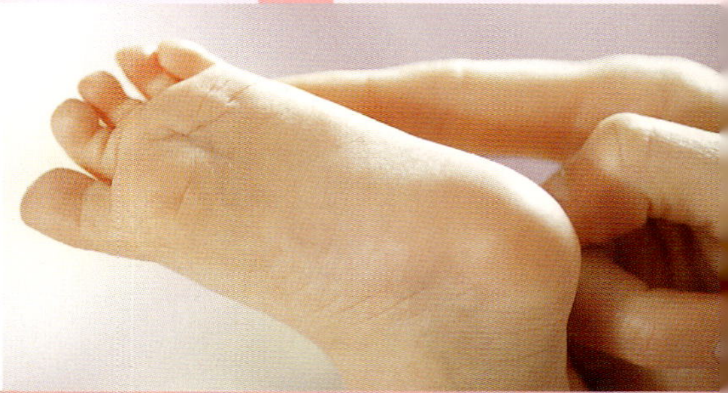

5 Disattivare il riflesso di prensione

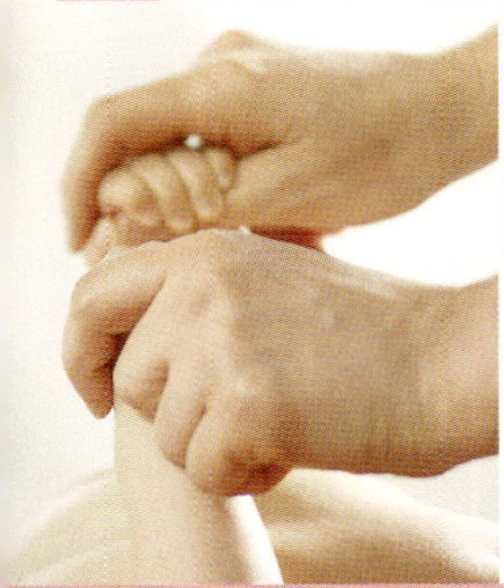

6 Aggrapparsi

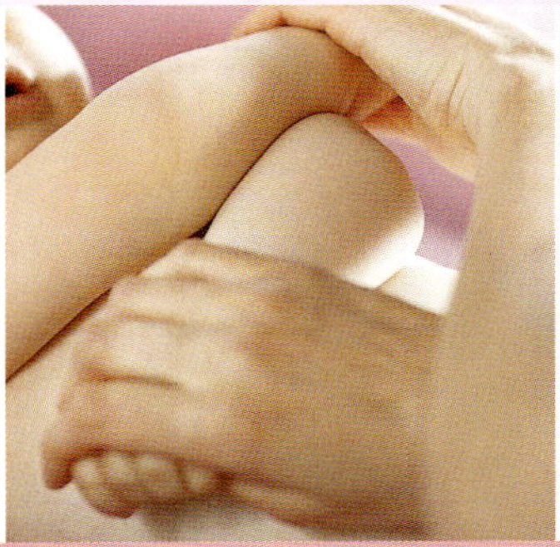

7 Incrociare le braccia

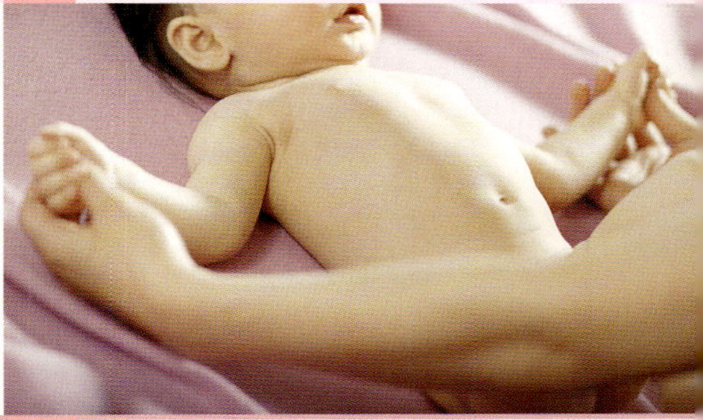

8 Allargare le braccia

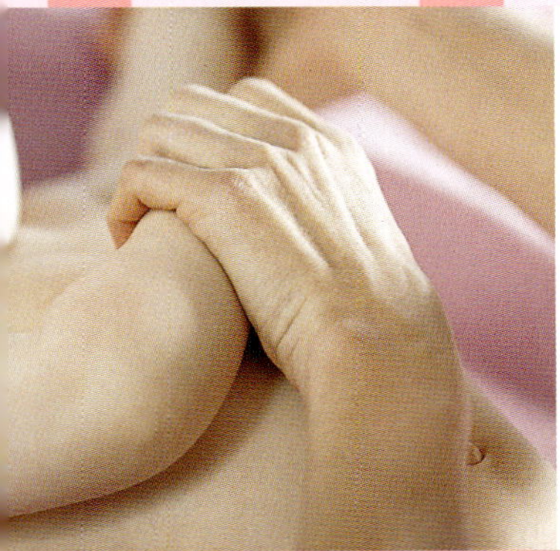

9 "King Kong"

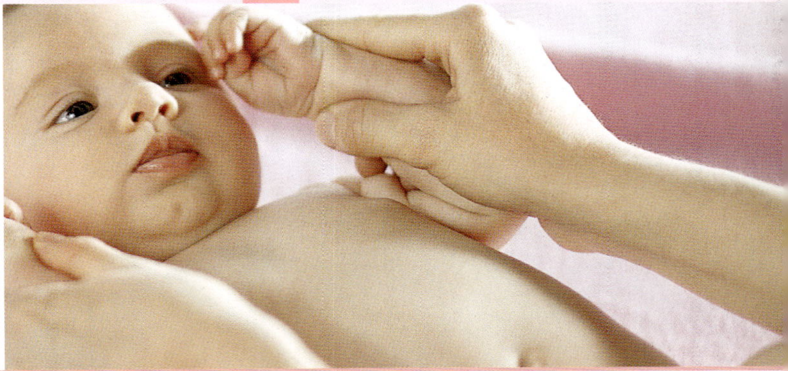

10 Toccare le guance

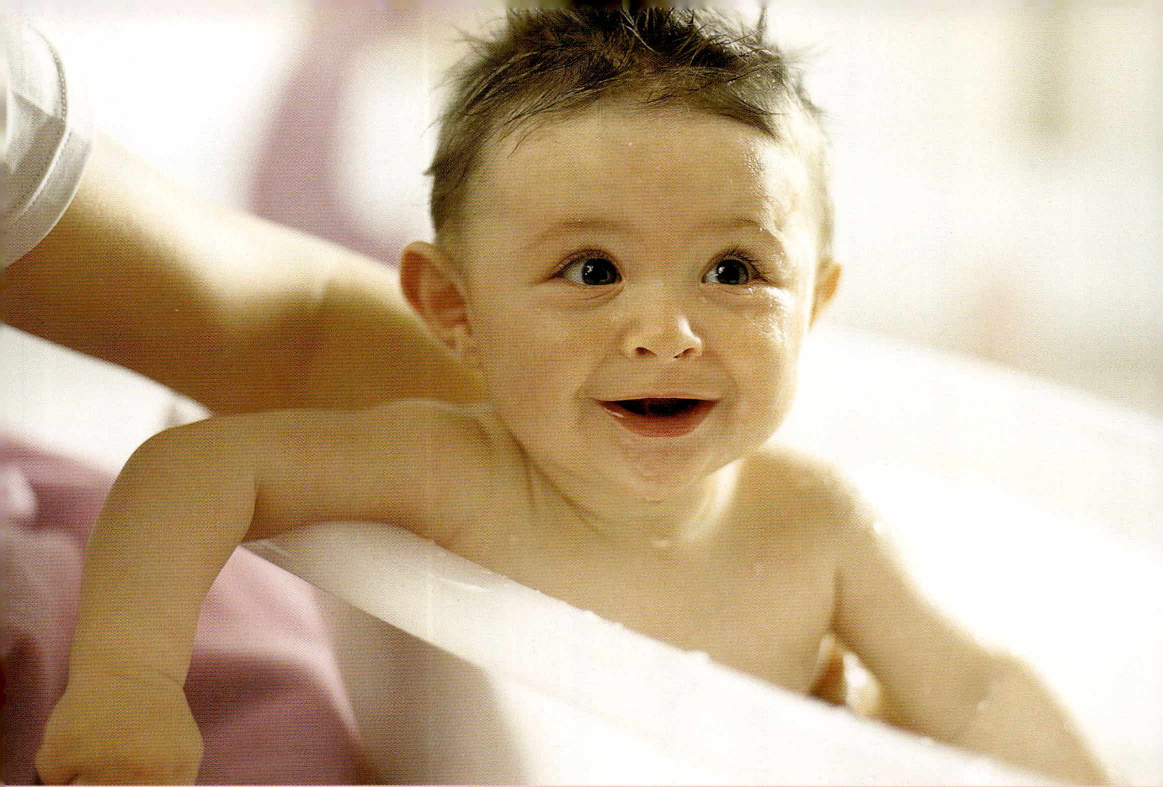

Un rituale per concludere la giornata

Uno dei presupposti più importanti, ma al tempo stesso spesso sottovalutato, per trascorrere una notte serena è un dolce rituale serale. La sua funzione è quella di comunicare che la giornata è ormai conclusa e di preannunciare la notte, aiutando così il bambino, fin da piccolissimo, a riconoscere e ad accettare il passaggio dall'attività al riposo, dalla luce del giorno all'oscurità, dalla veglia al sonno. Le possibilità di creare un vostro rituale serale sono infinite, a condizione di attenervi a un paio di regole specifiche, che peraltro sono indispensabili per la sua riuscita. Man mano che cresce, anche vostro figlio vorrà contribuire in misura sempre maggiore all'elaborazione del rituale serale condiviso. Ogni famiglia, dunque, può individuare quello che più le si confà per conciliare il sonno.

Il potere del rituale

Con il termine "rituale" si intende una determinata sequenza di azioni che, grazie alla sua assidua esecuzione, si trasforma in un'abitudine consolidata. Per potersi considerare tale, il rituale deve essere eseguito sempre secondo lo stesso schema, basarsi su determinate regole e prevedere la ripetizione di gesti e comportamenti che, con il passare del tempo, diventano sempre più familiari. Di solito creiamo i nostri rituali privati inconsciamente o ce li portiamo dietro dall'infanzia. Potete però inventarne di nuovi per la vostra famiglia, da adottare al momento dei pasti o prima di andare a dormire.

I rituali svolgono un ruolo importante anche a livello sociale: si pensi, per esempio, al gesto di stringersi la mano come forma di saluto. Tuttavia, dato che molti di essi hanno perso il significato originario, non poche persone li ritengono inutili.

La rinuncia ai rituali è sempre, soprattutto per i bambini, un'occasione mancata per trasmettere sostegno e fiducia. Le regole e le strutture stabili e ripetitive infondono nei piccoli un senso di sicurezza e di protezione. La loro necessità è evidente fin dal mattino: vostro figlio desidera essere svegliato e salutato nel modo specifico che gli è consueto.

Durante l'intera giornata dovreste introdurre piccoli gesti ricorrenti che scandiscano il ritmo quotidiano e che rappresentino "isole" note e abituali alle quali approdare nel lungo corso della giornata.

L'amata routine

Molti bambini si addormentano e dormono più facilmente se il momento di andare a letto è accompagnato da un rituale. Se il bambino conosce il rituale e questo si svolge sempre secondo lo stesso schema, egli si renderà conto senza alcun dubbio che la giornata è finita. Inoltre, svilupperà un atteggiamento di aspettativa che lo porterà, quasi senza che se ne renda conto, a letto. Qualcosa di simile avviene anche al momento dei pasti: quando si sente il rumore dei piatti mentre si apparecchia la tavola e l'aria si riempie di profumi invitanti, tutti sanno che ben presto sarà pronto un cibo appetitoso… e spesso viene l'acquolina in bocca. Lo stesso vale per il rituale della sera: il corpo inizia a rilassarsi e il bambino comincia già quasi a sbadigliare. Sa che cosa lo attende e vi si abbandona senza alcuna resistenza.

La costante ripetizione di determinati gesti e azioni suscita negli adulti un senso di monotonia e di noia. Per il vostro bambino, invece, la routine serale è rassicurante, perché gli conferma che ogni cosa ha un proprio ordine e che può lasciarsi andare serenamente al sonno. Egli sa sempre con esattezza ciò che avverrà durante la notte e tutto ciò gli infonde un senso di pace e di protezione.

È per questa ragione che i bambini sono molto attenti a che tutto si svolga "nel modo giusto". Le canzoncine devono sempre essere cantate esattamente come il giorno precedente, la sequenza dei gesti da compiere in bagno non deve subire variazioni, tutti i peluche e i pupazzi devono essere al loro posto.

Creare un rituale

Per creare un efficace rituale serale non occorre escogitare idee particolarmente originali, né dilungarsi in un cerimoniale che si protrae all'infinito. L'importante è che si svolga sempre nello stesso modo o, per lo meno, che non si introducano troppi elementi nuovi. Non vi è nulla di sbagliato, invece, se la mamma e il papà propongono varianti personalizzate: se il bambino le conosce, apprezzerà entrambe. Tenete presente che la vostra routine serale forse dovrà essere ripetuta per mesi, ogni sera. È bene, pertanto, che le sue caratteristiche la rendano compatibile con la vita di tutta la famiglia per un periodo piuttosto prolungato. Il rituale non dovrebbe essere troppo laborioso, né troppo lungo. Se vi rendete conto che quello che avete adottato non è del tutto adeguato, semplificatelo gradualmente.
La durata del "cerimoniale" tende ad aumentare man mano che il bambino cresce: per i neonati possono bastare 10 minuti, mentre per i più grandicelli occorre circa mezz'ora, soprattutto se insistono per ascoltare l'attesa "fiaba della buonanotte". In ogni caso, cercate di non superare i 30 minuti, per evitare che la sonnolenza finisca per svanire o per trasformarsi in eccessiva stanchezza.

INFO

I RITUALI SONO UTILI

Attraverso teneri rituali potrete trasmettere al vostro bambino:

- pace;
- protezione;
- senso di ordine e regolarità;
- fiducia;
- sicurezza;
- orientamento temporale;
- affetto.

I preparativi

Di norma il rituale serale si svolge nell'intimità delle pareti domestiche. Tuttavia, anche quando sarete in viaggio o il bambino dormirà da amici o dai nonni, alcuni oggetti familiari e l'abituale successione di gesti contribuiranno a far sì che la sera trascorra all'insegna della calma. Non è più il momento di dedicarsi ad attività stimolanti come rincorrersi e farsi il solletico, saltare o fare la lotta con il papà. Anche la "ginnastica" va riservata preferibilmente al

pomeriggio o al fine settimana, per evitare di introdurre elementi di stimolo. La radio e la televisione, di cui i bambini tendono a essere fruitori eccessivi, andrebbero concesse, anche durante le ore diurne, solo in via eccezionale e in presenza degli adulti: la sera, prima di andare a dormire, hanno un effetto ancora più disturbante.
La sicurezza emotiva è importante per garantire un buon sonno. Fate quindi in modo che al momento di fare la nanna l'atmosfera in famiglia sia serena e armoniosa: persino i neonati reagiscono con grande sensibilità e fanno fatica a calmarsi se i genitori sono sul punto di litigare. Se vostro figlio è già grandicello, gli effetti dei conflitti percepiti prima di addormentarsi possono manifestarsi in forme diverse, in relazione all'età. Se vi sono tensioni fra voi e il bambino, rappacificatevi prima che vada a letto.
Il rituale serale, infine, non deve mai essere saltato per punizione: eventualmente, se occorre, limitatevi a leggere una storia più breve o a cantare soltanto un strofa della canzoncina preferita, ma non rinunciate mai del tutto a concludere la giornata in modo sereno.

Le varianti

Avete molti dubbi su come dovrebbe essere strutturato il rituale serale? Non ce n'è motivo: sicuramente sapete già quali gesti e comportamenti hanno un effetto calmante su vostro figlio.

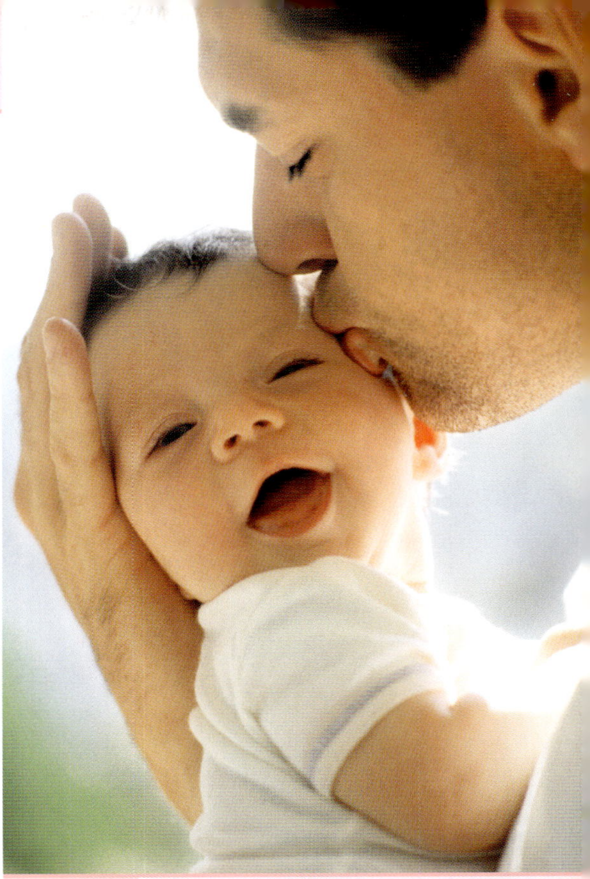

Le coccole serali in braccio ai genitori aiutano i bambini a tranquillizzarsi.

- Per i neonati, di sera, è molto rasserenante essere cullati mentre si canta loro una ninnananna (per esempio tenendoli in braccio, sulla sedia a dondolo o sulla palla per attività psicomotorie).
- Il bagnetto e l'applicazione della crema conciliano il sonno. Un breve massaggio finale è ancor più rilassante e aiuta anche i genitori a liberarsi delle tensioni accumulate durante la giornata. Fra l'altro, è un'occasione per godersi tante coccole in più.

- Lasciate che prima di dormire vostro figlio faccia ancora una volta il "pieno" di affetto e di contatto fisico. I neonati e i bambini di pochi mesi amano stare in braccio stretti alla mamma o al papà, ma anche ai più grandicelli piace essere abbracciati la sera. Per evitare che il piccolo si abitui ad addormentarsi soltanto quando vi sdraiate vicino a lui nel letto per coccolarlo, fatelo tenendolo in braccio e adagiatelo nel letto quando è ancora sveglio.
- Inserite il lavaggio dei denti e le abluzioni nel rituale serale, trasformandoli in un gioco. Per esempio, utilizzare un asciugamano a forma di animale o un buffo spazzolino raccontando una storiella o una filastrocca può servire a evitare le discussioni.

INFO

MUSICA DA MEDITAZIONE PER CONCILIARE IL SONNO

Accompagnare il bambino in un viaggio nel mondo della fantasia è un modo dolce per acquietarlo. Per i bambini molto irrequieti ascoltare una musica da meditazione in presenza della mamma o del papà può avere un effetto calmante.
La musica distoglie dalla confusione della vita quotidiana e può essere rilassante sia per il piccolo sia per i genitori, perciò è un elemento ideale da inserire nel rituale serale.

La ninnananna

Quanto più il bambino è piccolo, tanto maggiore è l'importanza della ninnananna serale. Anche se siete decisamente stonati, ricordate che la vostra voce è il suono prediletto dal piccolo, perché evoca amore, intimità e tenerezza. Intonare una semplice melodia, con qualche verso in rima, a ritmo lento, è un ottimo modo per conciliare il sonno, e non pensiate di poter ottenere lo stesso effetto con le ninnenanne che si ascoltano su CD.
Se proprio non ve la sentite di cantare, potete canticchiare la melodia a bocca chiusa oppure recitare il testo della canzone come se fosse una filastrocca o, ancora, canterellare seguendo il CD. Anche i "giochini delle cinque dita" si prestano, con la loro cadenza ritmica, a essere inseriti nel rituale serale. Alle pp. 120-121 troverete alcuni suggerimenti in proposito.

Gli elementi ritmici

Cullare il bambino mentre si canta ha un effetto molto distensivo. Durante il rituale serale potete soddisfare in vari modi il suo bisogno di essere cullato:

- fate dondolare dolcemente il piccolo in un'amaca o tra le vostre braccia;
- sedetevi su una palla grande per attività psicomotorie o su una sedia a dondolo;
- portate in giro il bebè nel marsupio, per cullarlo con la cadenza spontanea dei vostri movimenti;

- massaggiare o accarezzare ritmicamente il bambino può avere un effetto altrettanto calmante del cantare o canticchiare a bocca chiusa.

Le fiabe della buonanotte

Quando vostro figlio sarà un po' cresciuto, nel rituale serale non potrà mancare la fiaba della buonanotte. Già con i bambini più piccoli, tuttavia, i libri di stoffa possono entrare a far parte del cerimoniale. Per i più grandicelli, raccontare o leggere ad alta voce una storia adatta dovrebbe essere considerata una cosa scontata.
Evitate i racconti emozionanti o che incutono paura. Particolarmente indicate sono le storie semplici di cui il bambino può cogliere il significato senza difficoltà, per non rischiare che lo sforzo necessario a seguirvi lo tenga sveglio. A molti bambini piace anche sentir raccontare di nuovo gli avvenimenti della giornata dal punto di vista di un altro bimbo piccolo.

Sempre la stessa storia?

La lettura serale ad alta voce è il metodo migliore per favorire lo sviluppo delle capacità linguistiche del bambino. Non meravigliatevi se vostro figlio vuole ascoltare sempre la stessa fiaba: per voi forse sarà noioso, ma osservate, invece, con quanta attenzione il piccolo segue il racconto, pronto a correggervi immediatamente se osate cambiare una sola parola.

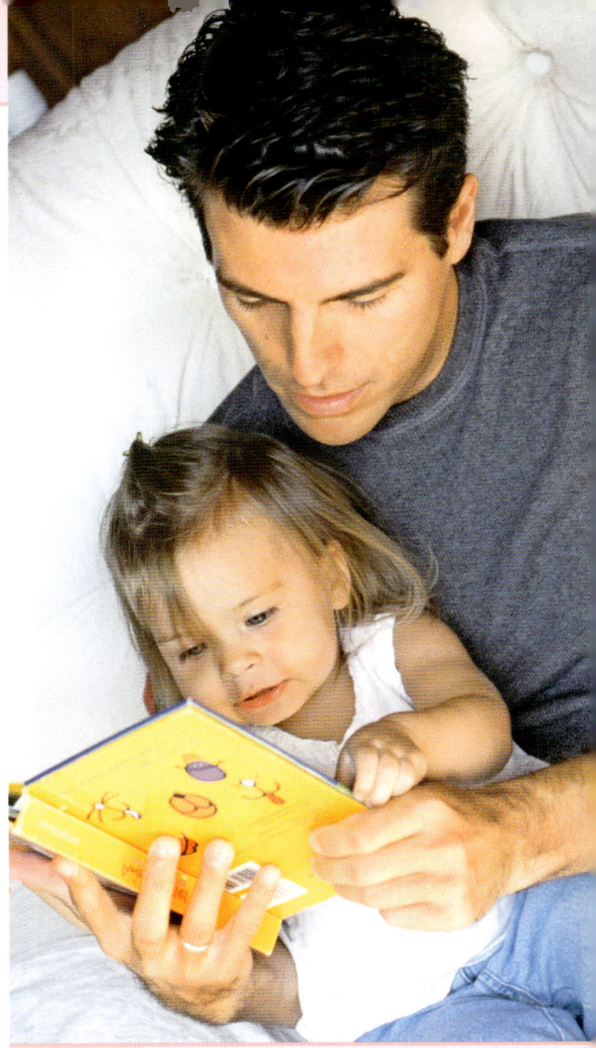

› Leggere qualcosa insieme prima di dormire è molto importante per lo sviluppo delle capacità linguistiche.

Non appena avrà tratto dalla "sua" storia tutte le informazioni che lo interessano, fin nei minimi dettagli, sarà lui stesso a chiederne una nuova. A quel punto tutto si ripeterà da capo e per un certo periodo vi sarà concesso di raccontargli o leggergli soltanto la favola prescelta.

NINNENANNE E FILASTROCCHE PER I PIÙ PICCOLI

› STELLA STELLINA

Stella stellina
la notte si avvicina
la fiamma traballa
la mucca è nella stalla
la mucca e il vitello
la pecora e l'agnello
la chioccia e il pulcino
ognuno ha il suo bambino
ognuno ha la sua mamma
e tutti fan la nanna.

› C'È UN OMINO PICCINO PICCINO

che va in giro soltanto la sera
e cammina pianino pianino
con in mano una bianca candela.
È l'omino inventor del dormire
che nel lungo ed oscuro cammino
senza farsi veder né udire
porta il sonno ad ogni bambino.
Fa' la nanna il mio bambino,
ninnananna ninnananna.

› DORMI BAMBINO NEL TUO LETTINO

vegliano gli angeli il tuo dormir
fa' sogni d'oro
mentre la mamma la ninnananna canta per te.
Fa' la nanna il mio bambino,
ninnananna ninnananna.

› NINNANANNA DEL CHICCO DI CAFFÈ

Ninnananna mamma
tienimi con te
nel tuo letto grande
solo per un po'.
Una ninnananna
io ti canterò
e se ti addormenti
mi addormenterò.

Ninnananna mamma
insalata non ce n'è
sette le scodelle
sulla tavola del re.
Ninnananna mamma
ce n'è una anche per me
dentro cosa c'è...
Solo un chicco di caffè.

Dormono le case,
dorme la città,
solo l'orologio suona e fa tic tac.
Anche la formica si riposa ormai,
ma tu sei la mamma
e non dormi mai.

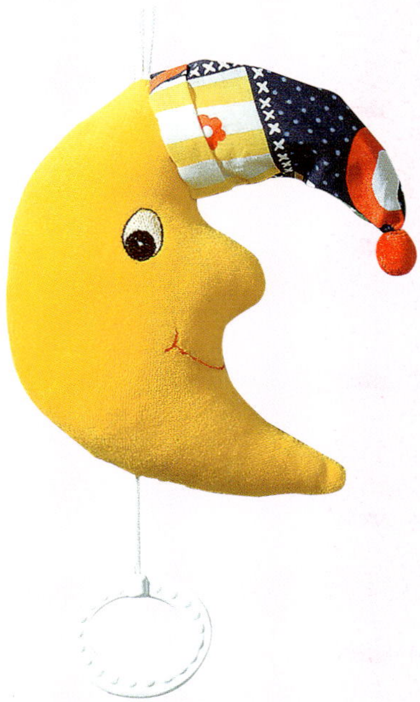

Ninnananna mamma
insalata non ce n'è
sette piatti d'oro
sulla tavola del re.
Ninnananna mamma
ce n'è uno anche per te.
Ci mettiamo su
tutto quello che vuoi tu.

Parole e musica di F. Evangelisti

I rituali per i più piccoli

Di seguito sono illustrati alcuni esempi di rituali serali adatti a diverse fasce d'età. Prendetene spunto e adottate gli elementi che pensate di riuscire a integrare meglio nella vostra vita quotidiana.

Il rituale serale per i neonati

Se a vostro figlio piace fare il bagnetto, una o due volte la settimana questo può essere un ottimo modo di dare inizio al rituale serale. Riservate un po' di tempo all'ultimo cambio del pannolino e, eventualmente, terminate con un delicato massaggio. Poi allattate il bambino al seno o al biberon, smorzando le luci nella stanza. Passeggiate con il piccolo in braccio e fategli fare il ruttino, quindi sedetevi, sistematelo bene sulle vostre gambe e fate un giochino con le dita. Scambiatevi per l'ultima volta tante coccole affettuose. Cantategli una ninnananna o recitate a bassa voce una filastrocca o una preghiera. Adagiate il piccolo nel suo lettino in posizione supina, accanto alla "copertina delle coccole" o al suo peluche preferito. Fategli ancora una breve carezza sulla testa o su tutto il corpo, augurategli la buonanotte e uscite dalla stanza.

Se avete l'impressione che per vostro figlio il rituale proposto qui sopra sia troppo breve, prima di metterlo nel lettino potete cullarlo più lungo in braccio o tenendolo sulle ginocchia. Per i bambini particolarmente irrequieti può essere utile anche applicare al letto un carillon dalla musichetta tenue, che in seguito potrà imparare a caricare da solo.

Come si è già detto, è essenziale che ogni sera procediate con lo stesso schema, in modo che il rituale sia efficace e trasmetta al piccolo la sicurezza necessaria per rilassarsi e cedere al bisogno di dormire.

Altri rituali serali per i bambini piccoli

Verso la fine del primo anno di vita dovrete iniziare ad adeguare il rituale serale in funzione delle specifiche esigenze di un bambino di quest'età: dopo che vostro figlio ha dato fondo alle proprie energie – magari facendo ginnastica o azzuffandosi con il papà o la mamma – cenate insieme in un'atmosfera serena. Giocate ancora un po' con lui in modo tranquillo, poi riordinate la stanza con la collaborazione di tutti. Fate in modo che il bambino non sia costretto a interrompere il gioco di punto in bianco: avvertitelo per tempo che è ora di smettere per andare a dormire oppure aiutatelo a terminarlo.

Completate le abluzioni serali, fategli indossare il pigiama. Questo è il momento per scambiarsi ancora tante affettuosità, cantare, oppure leggere o raccontargli la storia preferita. A partire dall'età di circa due anni i bambini sono in grado di ri-

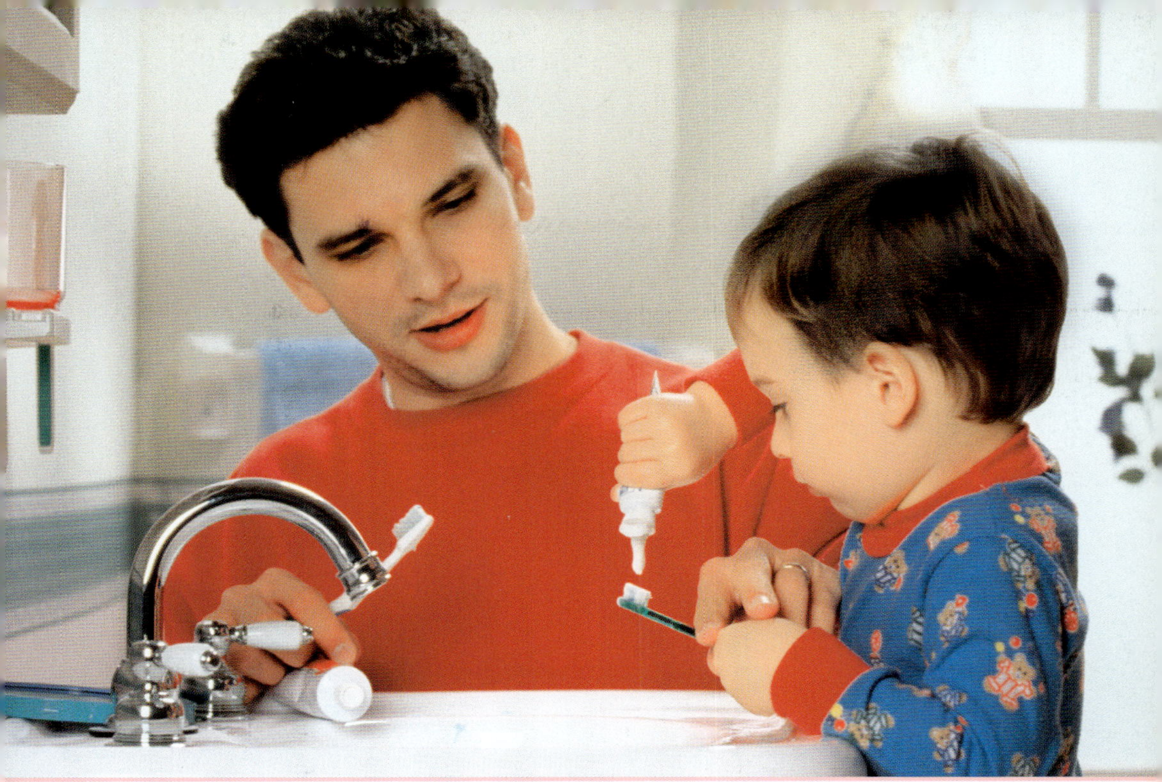

Insegnate sin da piccolo a vostro figlio a usare spazzolino e dentifricio: imitandovi, imparerà a farlo da solo.

chiamare alla mente, ancora una volta, tutti gli avvenimenti della giornata: che cos'è successo oggi? Che cos'è piaciuto particolarmente al bambino o ai genitori? In che momento c'è stata qualche difficoltà? Ricordate insieme le situazioni positive e cercate di dissipare eventuali preoccupazioni del bambino, rassicurandolo che tutto è di nuovo a posto. Infine, il piccolo può salutare i suoi giocattoli e augurare "buonanotte" al giorno che finisce mentre guardate insieme l'imbrunire dalla finestra. A questo punto, fate buio nella stanza. Mettete a letto il bambino e consentitegli di sistemare gli animaletti di peluche con cui dorme. Salutatelo affettuosamente e uscite dalla stanza finché è ancora sveglio.

Man mano che cresce, vostro figlio desidererà contribuire sempre più all'elaborazione del rituale serale: accogliete le sue proposte, stando comunque attenti a non prolungarlo eccessivamente. Se necessario, o se il piccolo lo chiede, introducete un elemento nuovo al posto di un altro.

Una volta raggiunta l'età scolare il bambino probabilmente metterà a punto un proprio rituale per andare a letto: forse desidererà ascoltare un po' di musica prima di addormentarsi, oppure una favola, o vorrà leggere ancora qualcosa.

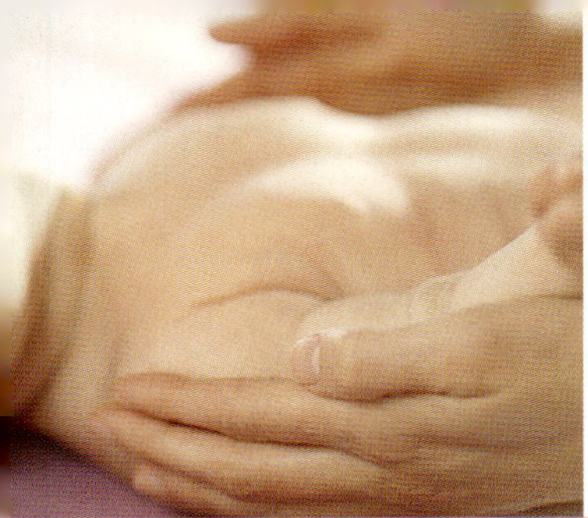

1 Frizione leggera

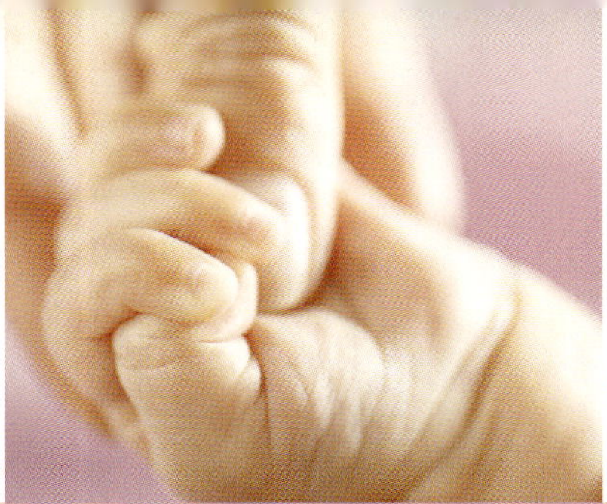

2 Piccoli cerchi sui palmi

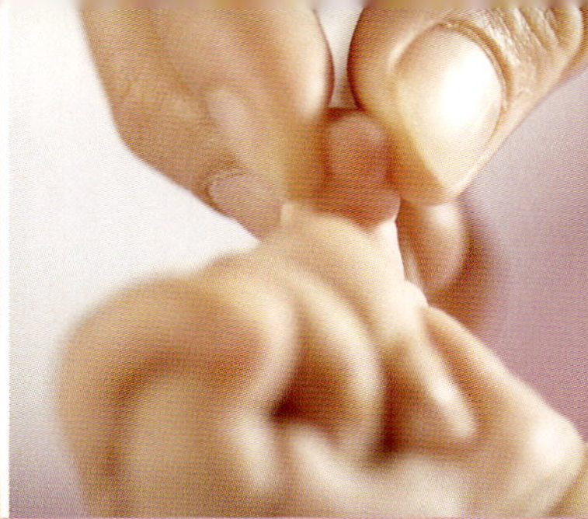

3 Massaggio delle dita

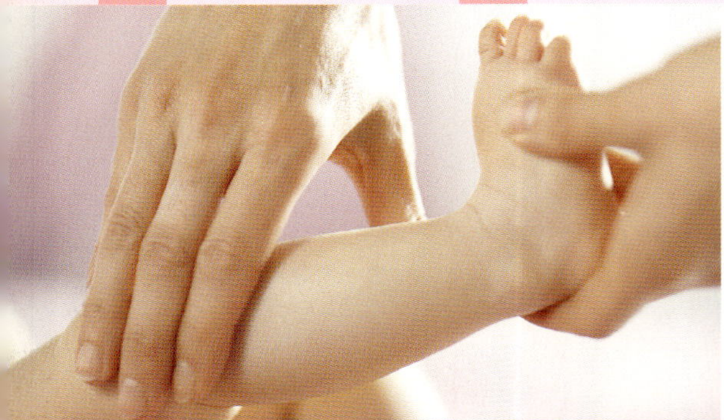

4 Frizione leggera lungo le gambe

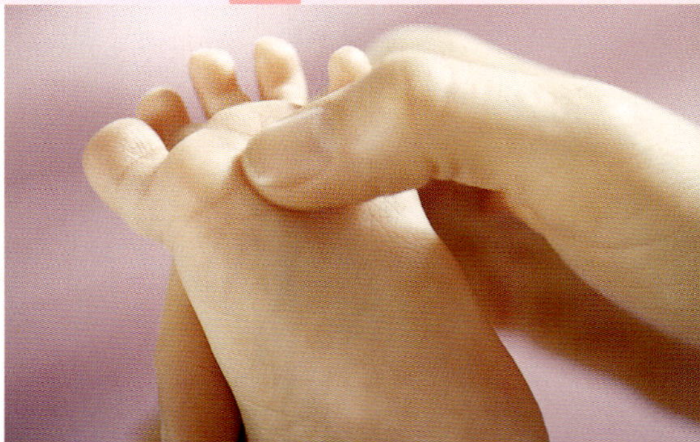

5 Piccoli cerchi sulle piante dei piedi

EXTRA

IL MASSAGGIO DEL NEONATO

Il massaggio del neonato è molto rilassante e può diventare un piacevolissimo elemento del rituale serale, che contribuirà anche a creare un forte legame e senso di intimità fra voi e il bambino. Vi sono vari modi di massaggiare il bebè: con tocco lieve oppure esercitando una leggera pressione sul tronco, sulle articolazioni, sul dorso e sull'addome, cominciando dalle spalle o dalle piante dei piedi. Se avete intenzione di praticare il massaggio è importante soprattutto che osserviate attentamente il vostro bambino e le sue reazioni, per capire che cosa gli fa piacere. Lasciatevi guidare da lui per stabilire quale parte del corpo massaggiare e con quali intensità, ritmo e frequenza. Non tutti i neonati sono sempre disponibili a questo tipo di contatto intenso. Per iniziare, quindi, è consigliabile partire da un delicato massaggio dei piedini.

Anche nel caso decidiate di eseguire un massaggio completo (come illustrato in queste pagine) è importante essere pronti a cogliere le reazioni del piccolo. Per prepararvi, leggete con attenzione le descrizioni relative alle varie parti del corpo. Massaggiate sempre le braccia e le gambe dall'inserzione muscolare all'estremità del muscolo (dal centro verso la periferia), la schiena dai lati della colonna ai fianchi, il petto dalla cassa toracica al cuore.

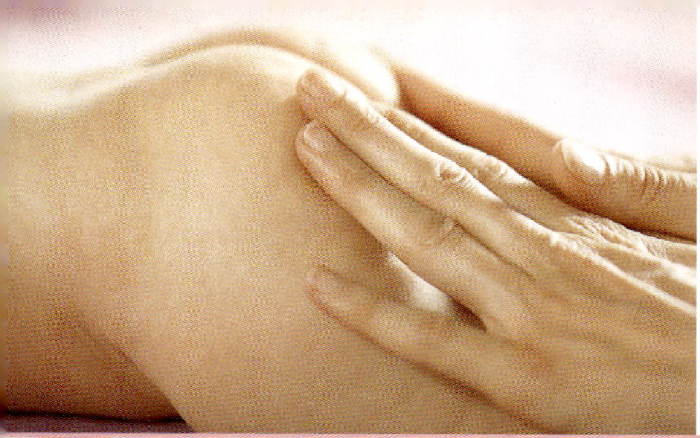

6 Dalle spalle ai glutei e ritorno

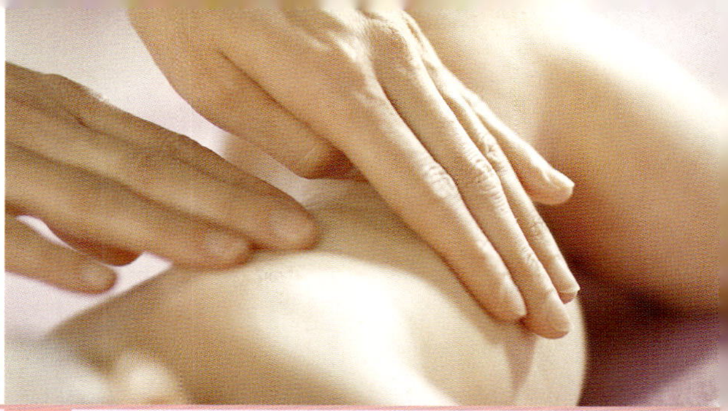

7 Lato del dorso dalla spalla al fianco

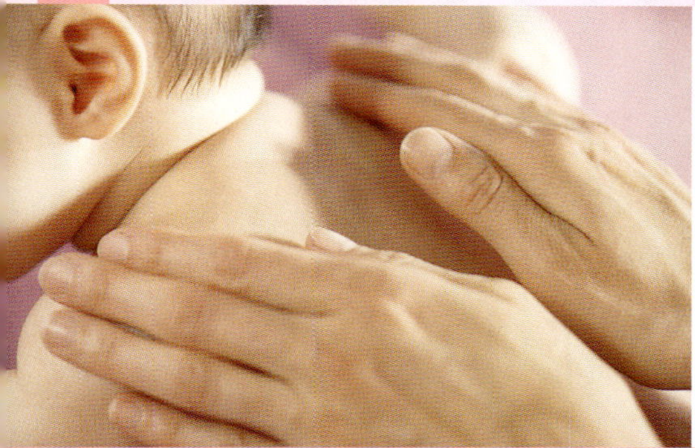

8 Frizione leggera sulla schiena

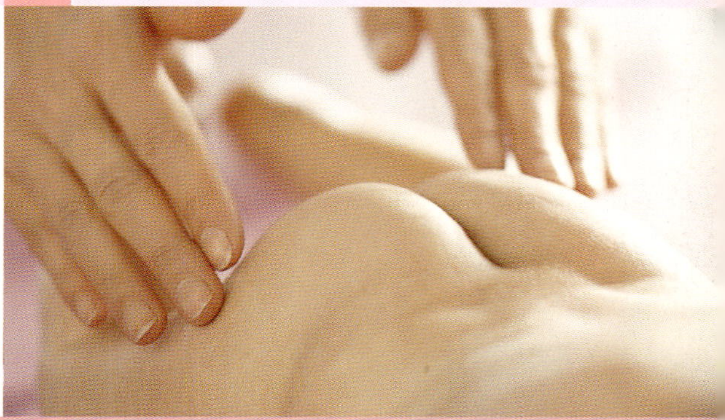

9 Massaggio dei glutei

MASSAGGIO DELL'ADDOME E DEL DORSO

Il bambino è in posizione supina. Fate scorrere le dita dalle spalle alle manine. 1

Con i pollici, tracciate una serie di piccoli cerchi in senso orario sui palmi. 2

Massaggiate dolcemente ogni dito 2 volte, tenendolo fra il vostro pollice e l'indice. 3

Fate scorrere le mani sulle gambe a partire dalla coscia fino al piede, passando per il ginocchio. Mentre eseguite questo movimento, tenete fermo il piedino con una mano. Ripetete 3 volte, poi passate all'altra gamba. 4

Tracciate sulle piante dei piedi 10 cerchi in senso orario esercitando una leggera pressione. 5

Girate lentamente il bambino su un fianco e quindi in posizione prona. Esercitando una leggera pressione, fate scorrere le mani dalle spalle ai glutei e tornate indietro. 6

Alternando le mani, massaggiate la schiena a destra e a sinistra della colonna, dalla spalla al fianco. Ripetete 3 volte per parte. 7

Con una mano scendete lungo la schiena fino ai glutei, mentre l'altra resta appoggiata sulla spalla. Ripetete lo stesso movimento con l'altra mano. 8

Per finire, massaggiate i glutei in senso orario esercitando una lieve pressione. 9

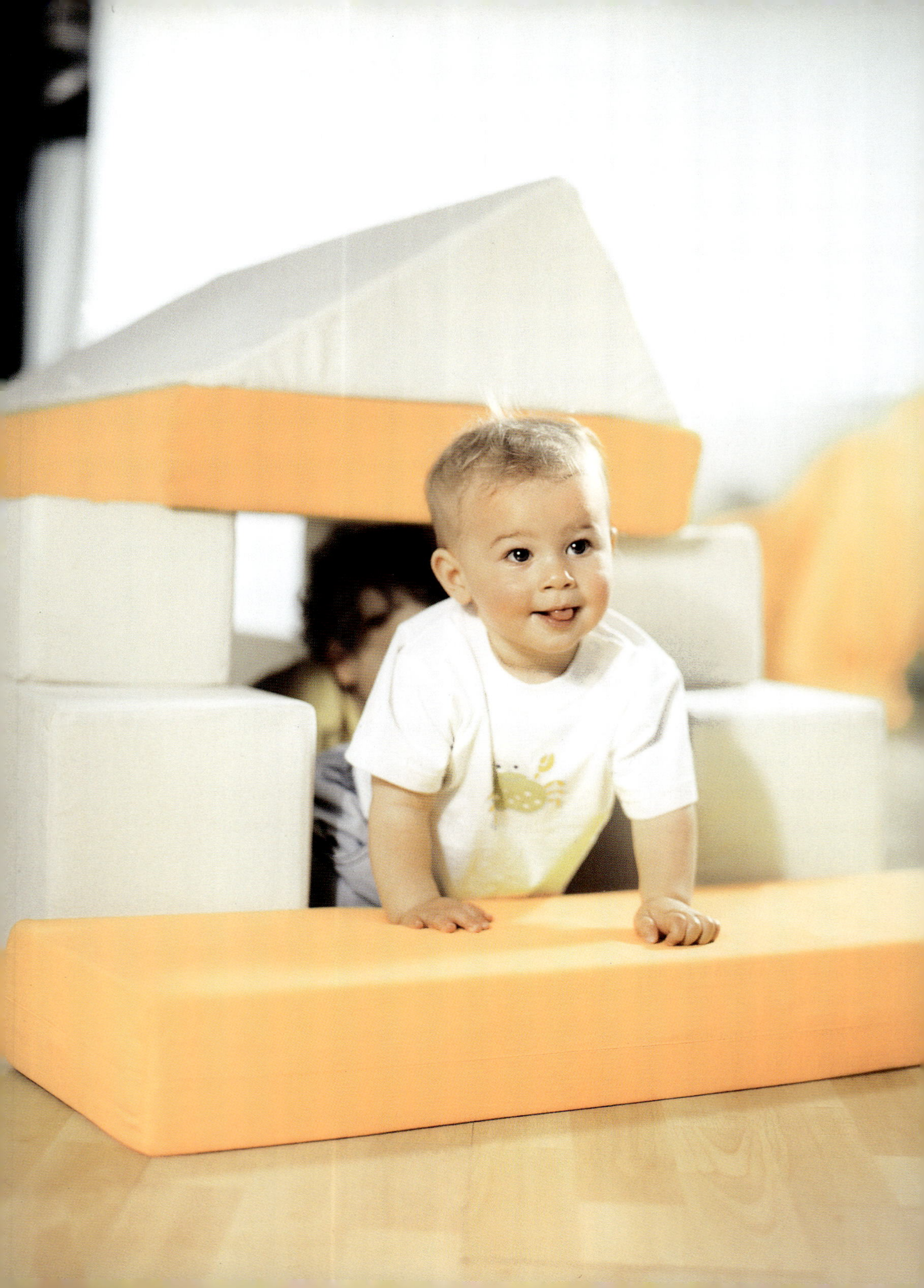

Notti tranquille, finalmente!

Nei capitoli che seguono vi spiegheremo come aiutare vostro figlio ad addormentarsi e a dormire senza interruzioni. Fondamentale è riuscire a distinguere le sue esigenze reali dalle abitudini che può aver acquisito e che, sera dopo sera, diventano inutilmente gravose, per voi e per lui. Una volta compiuta questa distinzione potrete iniziare a introdurre nuove abitudini e stabilire se possa essere utile adottare un programma per “reimparare” a dormire.

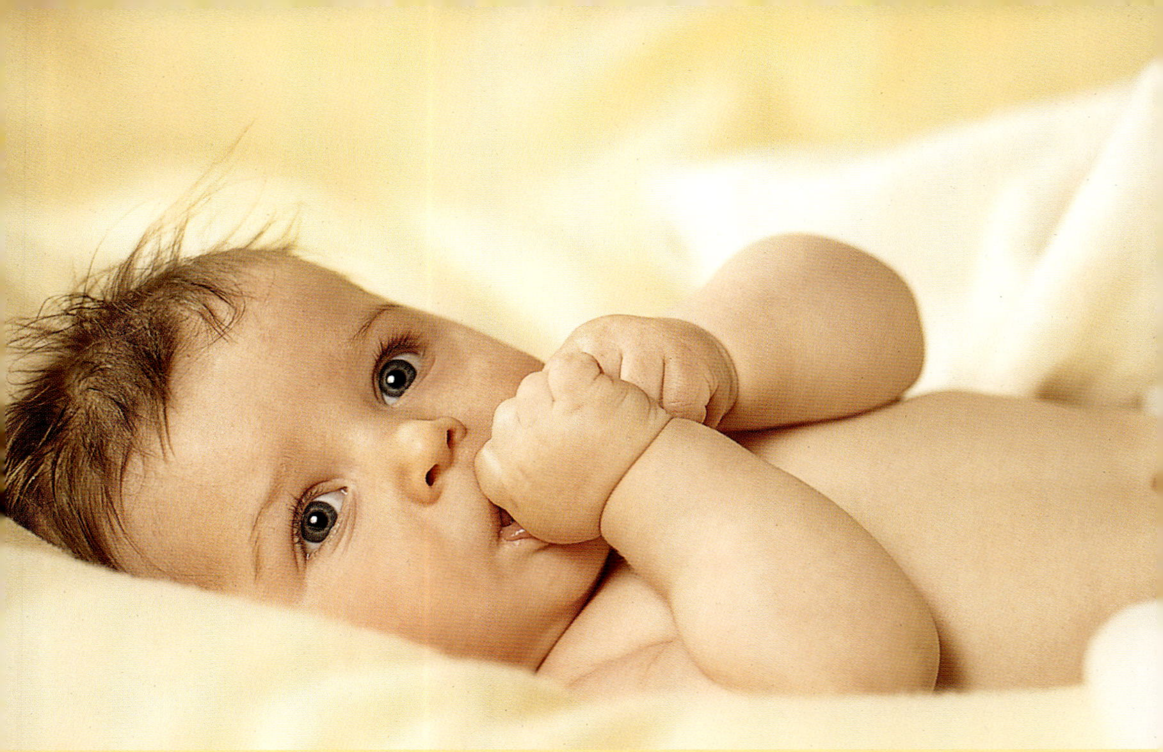

Tutti i modi per conciliare il sonno

I bambini piccoli hanno davvero bisogno di aiuto per fare la nanna? Pare proprio di sì. In realtà qualsiasi bambino sano può addormentarsi senza il sostegno dei genitori, e senza subirne una perdita di qualche tipo. Resta il fatto che molti bambini sono abituati a prendere sonno con l'aiuto della mamma o del papà.

È questa la causa della maggior parte dei problemi relativi al sonno che affliggono sia i piccoli sia i loro genitori. I bambini che di notte fanno "tutta una tirata", d'altronde, si svegliano con la stessa frequenza di quelli che hanno un sonno interrotto; la differenza è che, sia la sera sia la notte, sono capaci di riaddormentarsi da soli sfruttando le "risorse" di cui dispongono, per esempio il peluche preferito, il ciuccio o il proprio pollice. Incoraggiate vostro figlio ad addormentarsi da solo, affinché sia capace anche di riprendere sonno durante la notte.

Con l'aiuto dei genitori

L'origine delle difficoltà a dormire risiede sovente nel fatto che i bambini collegano l'atto di addormentarsi con determinate aspettative che non sono in grado di soddisfare da soli, ma alle quali sono comunque abituati. Per esempio, ci sono neonati che vorrebbero sempre addormentarsi attaccati al seno della madre, perché hanno imparato che sonno, suzione e calore corporeo sono strettamente collegati. In pratica, un bambino riesce ad abituarsi a un'infinità di cose diverse e ad associarle all'atto di addormentarsi:

- la mano del padre che lo massaggia;
- una ciocca di capelli o il lobo dell'orecchio materno con i quali giocherella finché non crolla dal sonno;
- il rumore della carrozzina o dell'automobile, o il loro rullio che lo fa dondolare leggermente nel sonno;
- l'ondeggiare insieme alla mamma sulla palla grande per attività psicomotorie.

Si potrebbero citare innumerevoli altri esempi riguardo ai modi in cui i bambini sono indotti ad addormentarsi con l'aiuto dei genitori. Forse voi avete adottato un'ulteriore variante, del tutto diversa. I genitori soddisfatti di queste soluzioni sono assai rari, perché in genere richiedono un grande dispendio di tempo e di energia e, prima o poi, finiscono per innervosirli. Inoltre, con il passare del tempo il momento di dormire rischia di diventare sempre più faticoso, perché la richiesta degli abituali espedienti per addormentarsi tende a diventare sempre più insistente man mano che il bambino cresce. Il piccolo piangerà e strillerà in maniera sempre più energica fino a piegare la volontà dei genitori alle proprie esigenze e finché non sarà stato ristabilito l'"ordine" nel suo mondo.

L'effetto dell'abitudine

Come si radicano le abitudini di cui abbiamo parlato sopra? In genere si comincia in modo del tutto innocuo: il neonato viene allattato e si addormenta durante la poppata. All'inizio ciò accade di frequente, è perfettamente normale ed è anche comodo. Molti genitori, inoltre, amano contemplare rapiti il piccolo che dorme, sazio e soddisfatto. Anche di notte questa soluzione si rivela pratica, perché il bebè può essere allattato senza grande dispendio di energie e si addormenta subito dopo. Se il piccolo dorme nel letto dei genitori, la madre può persino restare sdraiata e riprendere a dormire dopo la poppata. Altri genitori, invece, hanno constatato che il loro figlio si addormenta senza piangere se lo tengono in braccio passeggiando. E se né l'allattamento né le passeggiate funzionano, allora i genitori cercano disperatamente un metodo per fare addormentare il bambino più in fretta possibile e senza problemi. Si può addirittura arrivare all'eccesso di un padre costretto a fare il gi-

ro dell'intero isolato a tarda sera con il piccolo nella carrozzina o di una madre che copre distanze da maratona percorrendo in lungo e in largo l'appartamento mentre culla il bambino fra le braccia.
Quel che importa è che il bebè non strilli e si addormenti contento (almeno all'apparenza): è ciò che più sta a cuore ai genitori. Se il metodo funziona, sono disposti ad accollarsi il gravoso impegno anche il giorno successivo e quello dopo ancora, finché diventa un'abitudine per tutti. Il "cerimoniale", però, si trasforma in una routine quotidiana non soltanto per i genitori. Anche i bambini associano il momento dell'addormentarsi con determinate aspettative e previsioni. Per alcuni il sonno è inscindibilmente collegato alla poppata, per altri all'essere tenuti in braccio o a una stimolazione ritmica. Se vengono a mancare i gesti, gli oggetti o le persone cui sono abituati, protestano e li richiedono imperiosamente. I genitori danno fondo a tutte le proprie energie per soddisfare tali richieste, animati dalle migliori intenzioni e dalla ferma convinzione che il figlio non possa addormentarsi in alcun altro modo. In effetti, a quel punto è ormai proprio così e il piccolo si oppone a qualsiasi tentativo di cambiamento. A ogni ripetizione del rituale il bambino vi si abitua sempre più e, a sua volta, ciò impedisce che egli impari ad addormentarsi da solo. Come potrebbe, del resto? Prima o poi, però, vostro figlio dovrà acquisire questa capacità, perché è impossibile mantenere a lungo metodi per addormentarsi tanto impegnativi, visto che anche i genitori più premurosi e disponibili, a un dato momento, esauriscono le proprie forze. A quel punto, imparare un modo diverso di addormentarsi diventa indispensabile.

IMPORTANTE !

NIENTE FARMACI AI BAMBINI!

Si stima che a oltre il 20% dei neonati e dei bambini di pochi mesi vengano somministrati sonniferi e sedativi convenzionali allo scopo di farli dormire. Tuttavia, se l'ardente desiderio dei genitori che il figlio riesca finalmente a prendere sonno è senza dubbio comprensibile, resta il fatto che i farmaci non rappresentano per nulla un aiuto. Il bambino non impara a dormire, ma viene semplicemente "acquietato".
I più piccoli, inoltre, manifestano spesso reazioni paradossali alla somministrazione dei farmaci ed è stato dimostrato che i tentativi terapeutici effettuati con psicofarmaci che influiscono sulle fasi del sonno non permettono di produrre risultati duraturi.

Il problema dei risvegli notturni

Molti genitori sarebbero disposti ad accollarsi per lunghi periodi procedure laboriose per far dormire i loro figli, se questi ultimi non le richiedessero anche nel cuore della notte, fino a dieci volte per notte, o addirittura più spesso. In teoria, ogni volta che un bambino si sveglia "parzialmente" potrebbe poi risvegliarsi del tutto. È più frequente che a svegliarsi completamente siano quei bambini che per dormire hanno bisogno del seno materno o di essere tenuti in braccio dal papà mentre passeggia, e non quelli che si addormentano senza i genitori. Da che cosa dipende? È semplice: un bambino che si addormenta soltanto grazie all'intervento del genitore, durante la notte, nel passaggio da una fase del sonno a un'altra, "controlla" che tutto sia ancora al suo posto e si accorge che non lo è affatto! Il seno accanto al quale si era addormentato non c'è più, il dondolio che lo ha piacevolmente accompagnato nel sonno è stato sospeso. Il piccolo si ritrova solo nel lettino: c'è proprio qualcosa che non va.
Provate a immaginare di mettervi a letto con il vostro partner e di addormentarvi abbracciati. Durante la notte vi svegliate un attimo e vi accorgete di essere soli. Il disorientamento vi rende di colpo lucidi e vi chiedete se sia accaduto qualcosa o se stiate sognando. Infine, vi sollevate per vedere che fine abbia fatto l'altra persona, per poi tornare a sdraiarvi, meravigliati, accanto a lei o riportarla con voi nel letto matrimoniale. Il bambino si sente altrettanto confuso e piange affinché qualcuno vada da lui e ristabilisca il giusto ordine: chiede che i genitori intervengano nel modo abituale per farlo riaddormentare.

Con il tempo le cose tendono a peggiorare

Un ulteriore, decisivo inconveniente che deriva dal fatto di adagiare il neonato nel suo lettino una volta addormentato è che il bambino, da quella prima volta in cui si è svegliato ritrovandosi solo, tende a essere particolarmente vigile affinché la cosa non si ripeta. In altre parole, cerca di impedire l'eventualità di risvegliarsi in uno stato di disorientamento e di ansia. Pertanto, avrà difficoltà ancora maggiori ad addormentarsi e stenterà ad abbandonarsi a un sonno profondo e tranquillo, perché teme il verificarsi di cambiamenti imprevisti. Per un bambino che riesce ad addormentarsi solo in presenza della mamma o del papà o se i genitori fanno i "salti mortali", la sera finisce così per essere un momento davvero critico; questa situazione, inoltre, compromette anche la sua capacità di dormire senza interruzioni.
In definitiva, dunque, addormentarsi con i genitori porta solo svantaggi, per il bambino e per loro. In realtà i piccoli sono in grado di addormentarsi da soli: aiutate vostro figlio a sviluppare questa capacità.

Bambini competenti

I bambini che per addormentarsi hanno bisogno dei genitori non hanno (ancora) imparato a lasciarsi andare al bisogno di dormire e a distaccarsi dalle impressioni della giornata: sono privi della capacità di autoregolazione.
La maggior parte dei neonati può sviluppare questa competenza. Solo alcuni, per esempio quelli eccessivamente inclini al pianto, hanno bisogno di un po' più di tempo e del sostegno particolarmente amorevole dei genitori.

INFO

LE POSSIBILI CAUSE DEI RISVEGLI NOTTURNI

Uno studio condotto presso l'Istituto Virchow-Klinikum di Berlino su bambini di età inferiore ai tre anni ha evidenziato che i risvegli notturni erano tanto più frequenti quanto più spesso i genitori entravano nella stanza dei figli per controllarli.
Inoltre, i due terzi dei bambini che si svegliavano spesso di notte dormivano nella camera dei genitori o nel loro letto, mentre solo un terzo dei bambini che dormivano ininterrottamente condividevano la stanza dei genitori.
Lo studio è giunto alla conclusione che i ripetuti controlli notturni e il fatto di dormire con i genitori sono fattori che impediscono ai bambini di dormire tranquilli e senza interruzioni.

Imparare a dormire

L'acquisizione della capacità di autoregolazione è una tappa fondamentale dello sviluppo nella prima infanzia e costituisce il presupposto per tollerare delusioni e frustrazioni nel presente e nel futuro. In mancanza di tale capacità, il bambino tende a vivere il momento di addormentarsi come uno stato indotto dall'esterno, che egli non è in grado di raggiungere autonomamente. Se favorite la capacità del bebè di tranquillizzarsi da solo, con modalità adeguate all'età, otterrete un duplice vantaggio: il vostro compito risulterà meno gravoso e vostro figlio avrà appreso qualcosa di utile per la sua vita.

Verso una maggiore autonomia

Nell'insegnare al bambino a dormire è importante non porgli richieste eccessive, ma limitarsi a promuovere il raggiungimento di questa tappa dello sviluppo coerentemente al suo grado di maturazione e ad accompagnarlo nel processo di apprendimento, con gradualità. Nella pratica, ciò significa che non potrete privare di punto in bianco vostro figlio di tutti i supporti utilizzati fino a quel momento per addormentarsi, perché reagirà con grande insicurezza e ansia. Dimostrategli di considerarlo capace di addormentarsi senza il vostro aiuto o con un sostegno minore: favorirete il suo senso di autonomia, la sua fiducia in se stesso e la sua indipendenza.

Dormire senza i genitori

I bambini dovrebbero imparare ad addormentarsi da soli fin da appena nati. Non temete, però: vostro figlio può cambiare abitudini anche se è già grandicello, e per farlo sarà indispensabile il vostro aiuto.

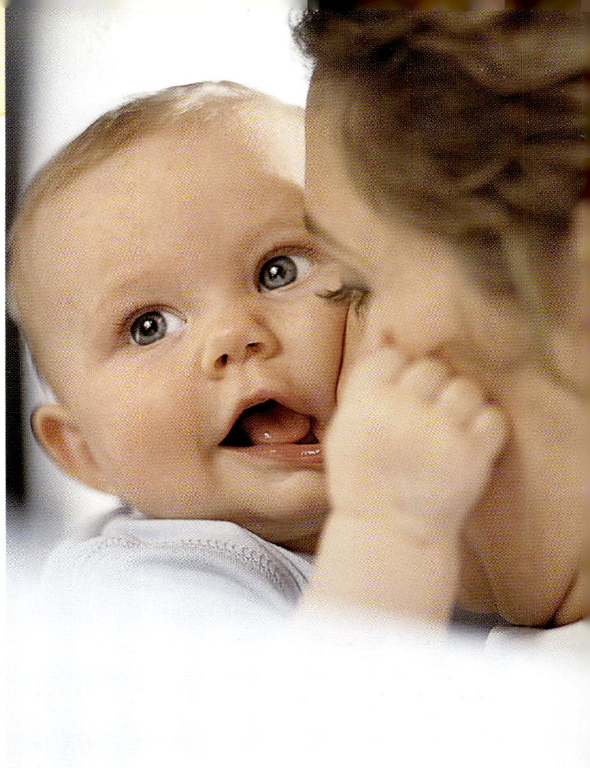

› Le coccole non dovrebbero diventare un mezzo per far addormentare il bambino.

Prevenire i problemi con i più piccoli

Come spesso accade, anche rispetto al sonno dei neonati è più semplice prestare attenzione fin dall'inizio a che tutto proceda per il verso giusto che dover intervenire in seguito per modificare abitudini dispendiose da mantenere. Tuttavia, nei primi tre mesi di vita non abbiate timore di viziare il bambino e fategli sentire tutta la vostra vicinanza: l'affetto non è mai troppo. Nelle prime settimane di vita il piccolo ha un particolare bisogno di contatto fisico e di premure; non vi è alcun problema se si addormenta nel marsupio, in braccio o attaccato al seno: godetevi questi meravigliosi momenti a due. Già in questa prima fase, però, cercate di fare in modo che il bebè non si addormenti regolarmente così. Introducete sin d'ora un rituale legato all'addormentamento e, ogni volta che vi è possibile, adagiate il piccolo nel suo lettino ancora sveglio.

Per favorire il giusto comportamento relativo al sonno e il generale benessere del bambino è molto utile introdurre fin dall'inizio un ciclo così scandito: sonno-alimentazione-veglia-sonno; in questo modo il momento della "pappa" viene separato da quello della "nanna".

Quando il piccolo è nel suo lettino potete cantargli una breve ninnananna, accarezzargli con dolcezza la testa e sussurrargli qualche parola tenera. Un rituale del genere è assai gradito anche ai neonati, che ben presto lo riconoscono come il segnale che annuncia il momento di addormentarsi. Uscite dalla stanza finché il bambino è ancora sveglio. Solo in questo modo può imparare ad addormentarsi da solo. Se la cosa non riesce e il piccolo piange a lungo o strilla, dovrete rientrare nella stanza e consolarlo senza sollevarlo dal letto e riprovare la volta successiva.

Insegnargli ad addormentarsi da solo

A partire dal quarto mese di vita, al momento di dormire, potete iniziare più regolarmente a mettere il piccolo nel suo lettino finché è sveglio, e anche a tranquillizzarlo senza prenderlo in braccio quando si sveglia durante la notte.

Se al momento di addormentarsi piagnucola, malgrado sia stanco, non tiratelo subito su, ma cercate invece di calmarlo lasciandolo sdraiato:

- sfiorategli con l'indice la fronte e il dorso del naso, dall'alto verso il basso. Forse, così facendo, gli occhi finalmente gli si chiuderanno;
- accarezzategli la testa e sussurrategli parole tranquillizzanti;
- il piccolo non riesce a dormire perché braccia e gambe si muovono in modo incontrollato? Si tratta di normali contrazioni muscolari: potrebbe essere utile avvolgerlo in un grande panno, a mo' di "bozzolo" (si veda p. 69).

Se il bambino non si calma e strilla con vigore sempre maggiore, ha bisogno di essere consolato. Forse qualcosa lo infastidisce o, semplicemente, non è ancora abbastanza stanco. In questo caso prendetelo pure in braccio e tranquillizzatelo prima di procedere a un nuovo tentativo.

INFO

L'ETÀ GIUSTA PER IMPARARE

I periodo fra il quarto e il quinto mese di vita e fra il sesto e l'ottavo sono favorevoli per imparare a dormire da soli. Spesso, infatti, nei mesi successivi la qualità del sonno peggiora, per lo più a causa dello sviluppo di una maggiore autonomia. I bambini che a quest'età hanno già imparato ad addormentarsi, tuttavia, in genere continuano a dormire senza problemi.

Lasciargli il tempo di calmarsi

Per il bambino è senza dubbio fondamentale essere consolato, ma è altrettanto importante che abbia la possibilità di calmarsi da solo. Una tale opportunità gli viene offerta solo a condizione che i genitori non si precipitino da lui appena fa un verso o inizia a piagnucolare.

Ciò non significa che si debba lasciar piangere il bambino (si vedano anche pp. 108-109). Dovete invece incoraggiarlo a sviluppare la capacità di autoregolarsi e di prendere sonno da solo. Lo stesso vale per i risvegli notturni. Se vostro figlio si sveglia nel passaggio fra due diverse fasi del sonno, non affrettatevi a fare qualcosa per acquietarlo, ma mantenete la calma. Solo così imparerà a continuare a dormire. Se in-

vece verrà allattato senza che abbia fame o preso in braccio e portato in giro per l'appartamento, passerà dallo stato di dormiveglia a quello di veglia, poiché viene sottoposto a un'ondata di nuovi stimoli. Ciò, a sua volta, aumenterà la probabilità che stenti a riaddormentarsi.
Ovviamente dovete consolare il bambino quando piange, ma evitate di fare troppe cose per tranquillizzarlo: se prima gli accarezzate brevemente la testa, poi vi mettete a cantare e quindi lo sollevate subito dal letto, finirà per essere disorientato. Il piccolo ha bisogno di tempo per calmarsi. Finché la sua protesta non aumenta di intensità mantenete lo stesso metodo dolce e monotono, preferibilmente lasciandolo sdraiato nel lettino.

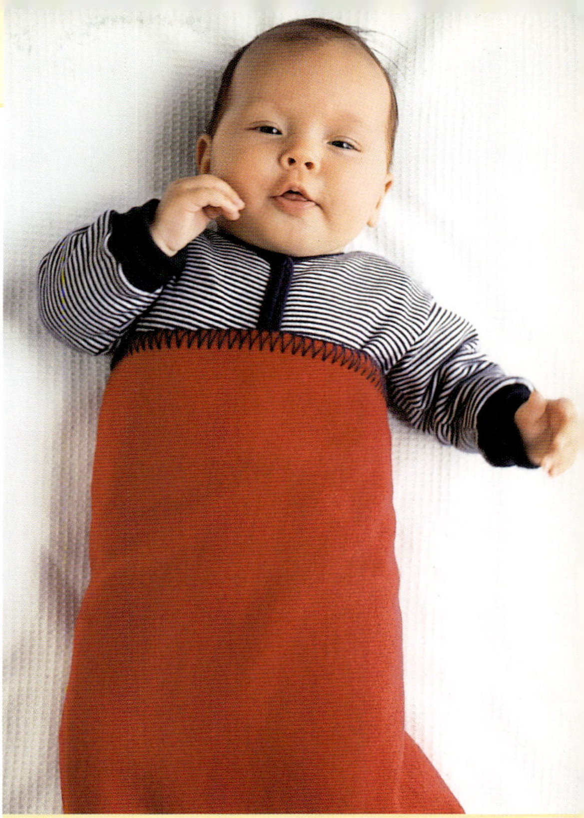

Anche se è semiaddormentato il bambino percepisce ciò che accade attorno a lui.

Gli ausili giusti per conciliare il sonno

Se non sarete immediatamente presenti il bambino troverà da sé un altro espediente per addormentarsi. Ciò lo aiuterà anche a resistere e a sopportare la separazione da voi fino al mattino dopo.
Molti bambini rimangono fedeli al proprio modo di addormentarsi per tutta l'infanzia, altri ne adottano spesso di nuovi. Forse vostro figlio sceglierà di succhiarsi il pollice o un altro dito, oppure si tranquillizzerà toccando il lembo della coperta o un animaletto di peluche. Alcuni bambini si addormentano accarezzandosi la nuca o giocherellando con i capelli. Altri ricorrono a sistemi più movimentati: muovono ritmicamente la testa o il corpo fino ad addormentarsi. I più grandicelli chiacchierano fra sé e sé, canterellano o piangono per breve tempo.
I genitori sono le persone più competenti per individuare ciò che può aiutare il figlio a prendere sonno. Offritegli il succhiotto, un pupazzo di pezza, una "copertina delle coccole" come oggetto transizionale. L'essenziale è che possa afferrare questo oggetto anche senza il vostro intervento e che di notte riesca a ritrovarlo nel letto.

SUCCHIOTTI, PELUCHE & C.

Alcuni oggetti e gesti abituali sono fonte di conforto e di consolazione per i bambini e li aiutano a superare il disagio per l'assenza dei genitori fino al mattino successivo. Il ricorso al succhiotto, come pure al pupazzo di peluche, è una dimostrazione del fatto che vostro figlio è in grado di regolarsi autonomamente. Per loro tramite il bambino può acquisire un'importante capacità, che fra l'altro gli permette anche di affrontare le piccole esperienze frustranti vissute durante il giorno.

POLLICI E SUCCHIOTTI

I bambini riescono ad autoregolarsi e ad addormentarsi più facilmente se hanno la possibilità di succhiare qualcosa. Il riflesso innato della suzione ha la funzione immediata di consentire ai neonati di trovare la propria fonte di nutrimento: il seno materno. Anche quando non vi è nulla da mangiare, però, succhiare è un mezzo molto efficace per rilassarsi e prendere sonno. Già nell'utero il feto si succhia il dito. Alcuni bambini amano succhiare un pezzo di stoffa, altri un animale di peluche. Rispetto al ciuccio, le dita della mano hanno il vantaggio di essere sempre disponibili. Di notte basta cercarsi il dito e non occorre svegliare i genitori per essere aiutati a farlo: persino i neonati sono capaci di mettersi il dito in bocca da soli. Ciononostante, molti bambini preferiscono il ciuccio per calmarsi. Alcune ricerche hanno dimostrato che i bebè dormono persino più tranquilli con il ciuccio in bocca. Purtroppo durante il sonno il succhiotto scivola via continuamente. Certi bambini non ci fanno caso e continuano placidamente a dormire. Altri, invece, se ne accorgono immediatamente e urlano a più non posso affinché la mamma o il papà intervengano per recuperarlo. Il succhiotto, pertanto, presenta il grande svantaggio di costringervi ad alzarvi ripetutamente di notte, finché il bambino non sarà abbastanza grande da riuscire a ritrovarlo da solo nel letto e a rimetterlo in bocca.

FACILITARE LA RICERCA DEL SUCCHIOTTO

Per facilitare la ricerca del ciuccio di notte sia a voi sia al bambino, potete applicare al letto un piccolo contenitore dal quale, anche al buio, "pescarne" uno di riserva. Alcuni genitori si semplificano il compito distribuendo nel letto un po' di succhiotti, nella speranza che il bambino, nel dormiveglia, riesca a trovarne uno.
Vostro figlio ci ha preso gusto? Anche se può essere comodo, non è bene lasciare che di giorno il piccolo tenga continuamente in bocca il ciuccio o il biberon. È stato

dimostrato, infatti, che ciò influisce negativamente sullo sviluppo del linguaggio e che è dannoso per i denti (carie), soprattutto se il succhiotto è intinto in qualcosa di dolce oppure se il biberon è riempito con succo, infuso o latte dolcificati. I medici, in effetti, consigliano di offrire il succhiotto al bambino soltanto per addormentarsi e di toglierglielo non appena dorme.

GLI AMICI DI PELUCHE

Man mano che il bambino cresce, il ciuccio perde progressivamente importanza e cede il posto a nuovi supporti: l'animaletto di peluche o un altro "oggetto transizionale" che gli è familiare. Esso svolge la funzione di rendere meno difficile la separazione dai genitori, perché il bambino lo considera una sorta di sostituto della madre o del padre, quasi una "persona di riferimento" che è fonte di conforto. Gli animali di peluche e simili assolvono a questo compito non soltanto a letto, ma anche nelle situazioni quotidiane (per esempio, nella fase di inserimento all'asilo nido o alla scuola materna). Non sorprende, pertanto, che questi "accompagnatori fissi" si sporchino facilmente e si riducano ben presto in pessime condizioni. In nessun caso ciò vi autorizza a lavarli: perderebbero il loro peculiare "profumo". Sostituire il beniamino con uno nuovo, poi, è addirittura improponibile: il bambino rimarrebbe profondamente addolorato per la perdita.

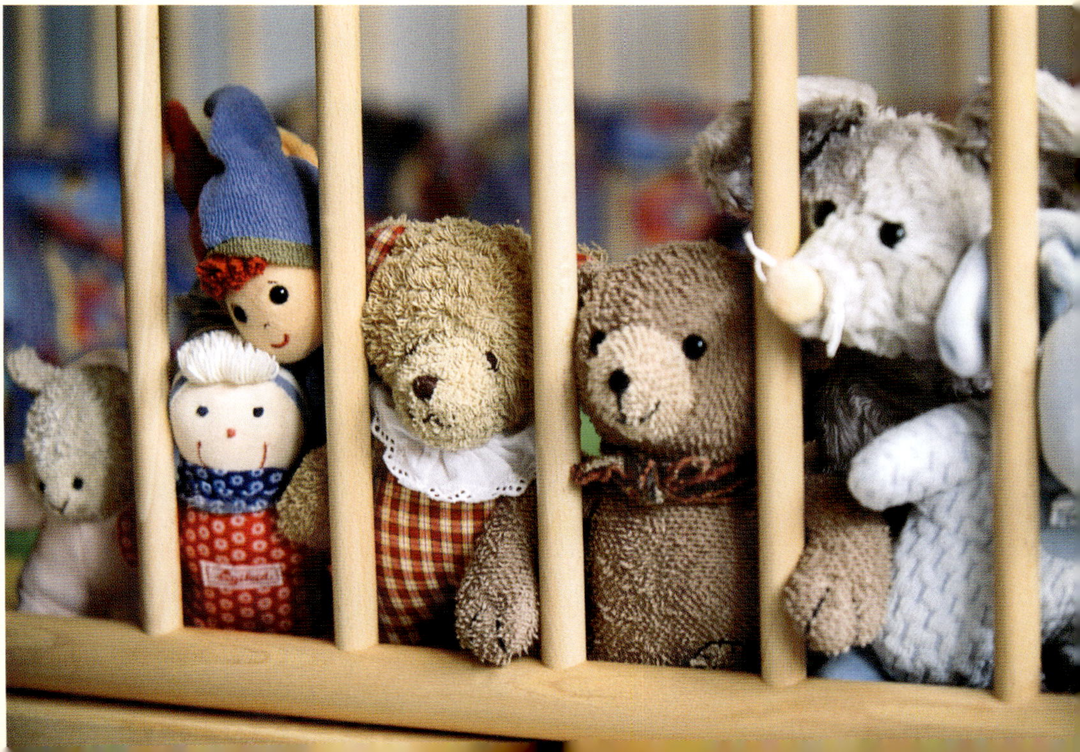

Se la separazione è difficile

Non sempre i bambini richiedono la presenza dei genitori al momento di addormentarsi per pura abitudine. Spesso, per loro, la separazione è particolarmente difficile. Soprattutto attorno al settimo-ottavo mese di vita, quando si consolida il legame con i genitori, si rafforza anche l'impulso all'autonomia e, al contempo, si intensifica il bisogno di contatto con la madre e il padre. Questi ultimi devono sempre rimanere entro il campo visivo del bambino, anche di giorno. È la fase in cui il piccolo "fa il vergognoso" e manifesta reazioni più decise al momento della separazione, che possono sfociare in vere e proprie ansie da separazione o da abbandono. Tali angosce tendono a manifestarsi con particolare evidenza la sera e la notte prima di andare a letto, perché per il piccolo dormire significa staccarsi dai genitori. In questo periodo, sia i genitori sia il bambino attraversano una fase difficile, in cui occorre trovare il giusto equilibrio fra vicinanza e distanza, fra sicurezza del legame e impulso all'azione. Per facilitare la separazione serale è utile soprattutto prepararsi molto di giorno: il bambino, così, impara che dopo ogni distacco ci si ritrova uniti. Cercate anche di dar vita quanto più spesso possibile, nel corso della giornata, a piccole scene di commiato in cui vi separate brevemente, davvero o solo per gioco, da vostro figlio.

› I bambini imparano giocando: il papà ricompare dopo essersi sottratto alla vista per breve tempo.

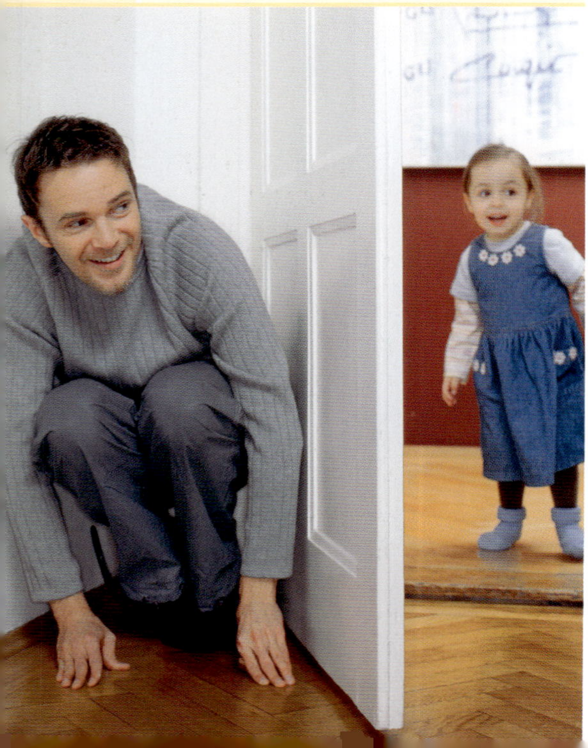

Separarsi per gioco

Sin dall'inizio di questa fase sfruttate l'amore del bambino per il gioco e divertitevi con le varianti del "nascondino":

- appoggiate un fazzoletto sottile sul capo del piccolo, quindi toglietelo con un allegro "cucù!";
- mettetevi dietro una tenda o una porta e, poco dopo, saltate fuori con un'allegra risata;

- nascondete il volto dietro un giornale, poi spuntate fuori esclamando "ciao!".

Inizialmente bastano pochi secondi, in seguito potrete lasciare che sia il bambino a decidere quando è il momento di tornare a mostrarvi: il piccolo sarà raggiante e lancerà gridolini di gioia per avervi ritrovato, felice di veder dissolvere il timore di una vostra potenziale scomparsa, che per un attimo lo ha assalito.

Affrontare la separazione

Oltre a giocare a nascondino potete sperimentare qualche breve separazione reale affinché vostro figlio possa compiere anche questa importante esperienza. Le prime volte basterà uscire per pochi minuti dalla stanza e poi rientrare. Se il bambino si sente rassicurato dalla presenza dell'altro genitore o di un'altra persona a lui familiare potrete assentarvi più a lungo, per esempio, per andare a fare la spesa. Prima di uscire salutatelo affettuosamente, ma evitate di dilungarvi inutilmente o di compiere gesti plateali.
Evitate nel modo più assoluto di sgattaiolare via alla chetichella: non fareste altro che alimentare l'ansia del bambino e la sua convinzione di dover sempre rimanere vigile per non correre il rischio che scompariate all'improvviso. In tal modo otterreste esattamente l'effetto opposto a quello che vi proponete, ossia trasmettere a vostro figlio un profondo senso di sicurezza.
Comunicategli invece ciò che vi accingete a fare e attenetevi poi esattamente a quanto avete detto, affinché il bambino sappia che può fidarsi di voi: gli consentirete così di sperimentare che, se anche andate via, ritornate poco dopo. La fiducia in questa regolarità lo aiuterà anche ad addormentarsi più serenamente la sera.
Il bambino stesso, in prima persona, può congedarsi da ciò che lo circonda prima di andare a fare la nanna. Provate a compiere insieme un breve giro dell'appartamento, così che il piccolo abbia la possibilità di dare la buonanotte a tutte le sue cose: se vostro figlio lo trova piacevole, potrete inserire questo suo personale "cerimoniale" di commiato nel quotidiano rituale serale.

INFO

PRIMA DEL GIORNO, C'È SEMPRE LA NOTTE!

Qualunque sia la tappa dello sviluppo da raggiungere, è consigliabile esercitarsi con il bambino di giorno, evitando che l'elemento di novità sia introdotto la sera prima di andare a letto o di notte. Alcuni esempi:

- risolvere i problemi legati all'alimentazione;
- iniziare lo svezzamento;
- imparare ad accettare le separazioni;
- imparare a rispettare le regole;
- imparare ad accettare i limiti.

La capacità di autolimitarsi

Nel secondo anno di vita, esercitando l'autodeterminazione, il bambino acquisisce la consapevolezza delle proprie intenzioni e le sue azioni diventano sempre più finalizzate. Occorre porre continuamente limiti al suo desiderio di esplorazione e al bisogno di fare il più possibile da solo. In questa fase sarete davvero utili a vostro figlio se gli consentirete di soddisfare sia il bisogno di scoprire e di mettere alla prova le proprie capacità, sia il desiderio di sicurezza. Ciò può comportare che il bambino si dimostri "appiccicoso" e pretenda di seguirvi ovunque. Se ha già imparato ad accettare le separazioni e durante il giorno ha la possibilità di esaudire pienamente la sua esigenza di contatto, così come l'impulso a esplorare l'ambiente che lo circonda, anche al momento di addormentarsi sarà meno incline ad "avvinghiarsi" a voi e riuscirà a portare a termine con successo questa tappa del suo processo evolutivo.
Sarete inoltre utili al bambino se, ogni tanto, farete valere anche le vostre esigenze, dimostrando nello stesso tempo di sapervi limitare. In tal modo il bambino avrà la possibilità di riconoscere i limiti e di intrattenersi per un po' di tempo da solo. Se il piccolo ha particolari difficoltà ad accettare la separazione serale, nelle ore diurne dovrete esercitarvi ad affrontare situazioni del genere. In questi casi, l'importante è che la vostra attenzione sia rivolta, anche se per breve tempo, solo al bambino e che alla fine, con un messaggio chiaro e facilmente comprensibile, sappiate tracciare un confine, per esempio dicendogli: "Ecco, abbiamo costruito insieme una torre. Ora la mamma si siede in poltrona e legge il giornale. Tu continua pure a giocare per un po' da solo, quando avrò finito starò di nuovo con te".
Inizialmente il vostro *time out* non dovrebbe durare più di 10-15 minuti, ma in seguito potrete prolungarlo gradualmente. Se il bambino non ha ancora imparato a intrattenersi da solo è possibile che in principio protesti con vigore. Tuttavia, se non perderete la calma e la determinazione e farete esattamente ciò che avete annunciato, imparerà ad accettare i limiti che gli ponete e a giocare da solo. Non appena dimostrerà di aver acquisito una certa autonomia nelle ore diurne, il momento di addormentarsi diventerà meno problematico. L'essenziale è che, prima di introdurre qualsiasi cambiamento relativo alla sera e alla notte, abbiate vissuto l'esperienza durante il giorno: se di giorno vostro figlio non sa accettare alcun limite, di certo non ne sarà capace neppure la sera.

Stabilire i limiti

A partire in genere dall'età di due anni, il momento di andare a letto può degenerare in una vera e propria "lotta di potere" con il bambino. A volte i piccoli si oppon-

gono e continuano a tirare le cose per le lunghe: un ultimo bacio della buonanotte, giocare a fare il solletico, qualcosa di importantissimo da raccontare. L'unica soluzione è stabilire regole chiare: la probabilità di successo è maggiore se "negoziate" le regole con il bambino. A quel punto dovete essere amorevoli ma coerenti. Spetta a voi la responsabilità che vostro figlio dorma a sufficienza e che il letto non si trasformi in un campo di battaglia.
Nell'età compresa fra i 12 mesi e i due anni i bambini tendono ad alzarsi e a scendere di nuovo dal letto: l'unica cosa che serve è rimetterli a letto ogni volta, gentilmente ma con fermezza, facendo loro capire chiaramente che non accettate un tale comportamento. Occorre un po' di tempo prima che le regole relative al sonno siano interiorizzate e i preparativi per andare a dormire si svolgano senza particolari problemi. È fondamentale che i genitori facciano fronte comune e non si scoraggino, anche se a volte può essere difficile.

Situazioni particolari

È giusto che incoraggiate vostro figlio ad addormentarsi da solo, tuttavia possono presentarsi situazioni che richiedono un particolare adattamento e che non sono le più idonee per privare il bambino dell'aiuto di cui si avvale per dormire o della presenza dei genitori al momento di andare a letto. Alcuni esempi:

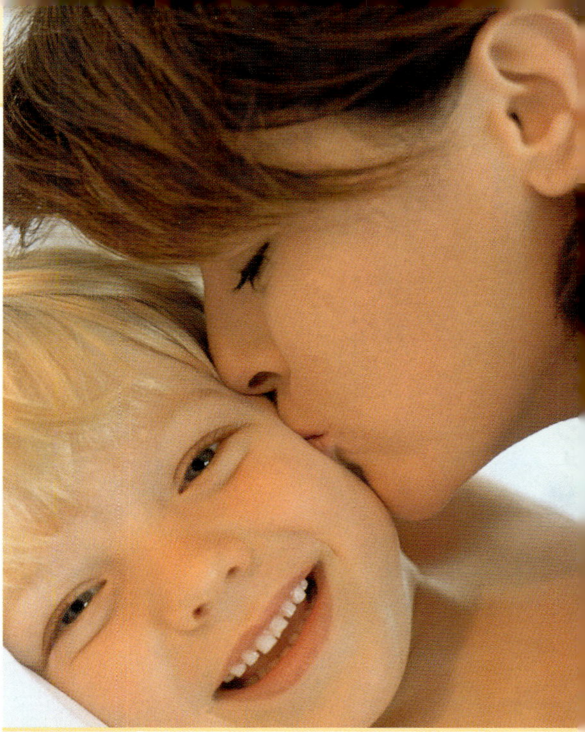

Un bacio della buonanotte può essere un chiaro segnale che è ora di dormire.

- i periodi di malattia o di degenza in ospedale;
- una vacanza;
- un trasloco;
- la nascita di un fratellino;
- l'inserimento all'asilo nido o alla scuola materna;
- il ritorno al lavoro della mamma.

In queste circostanze il bambino è più vulnerabile, pertanto ha più bisogno di rassicurazione e della presenza fisica dei genitori. L'unico rischio è che le "procedure" di addormentamento laboriose che coinvolgono i genitori siano mantenute anche quando la fase particolare è ormai conclusa da tempo.

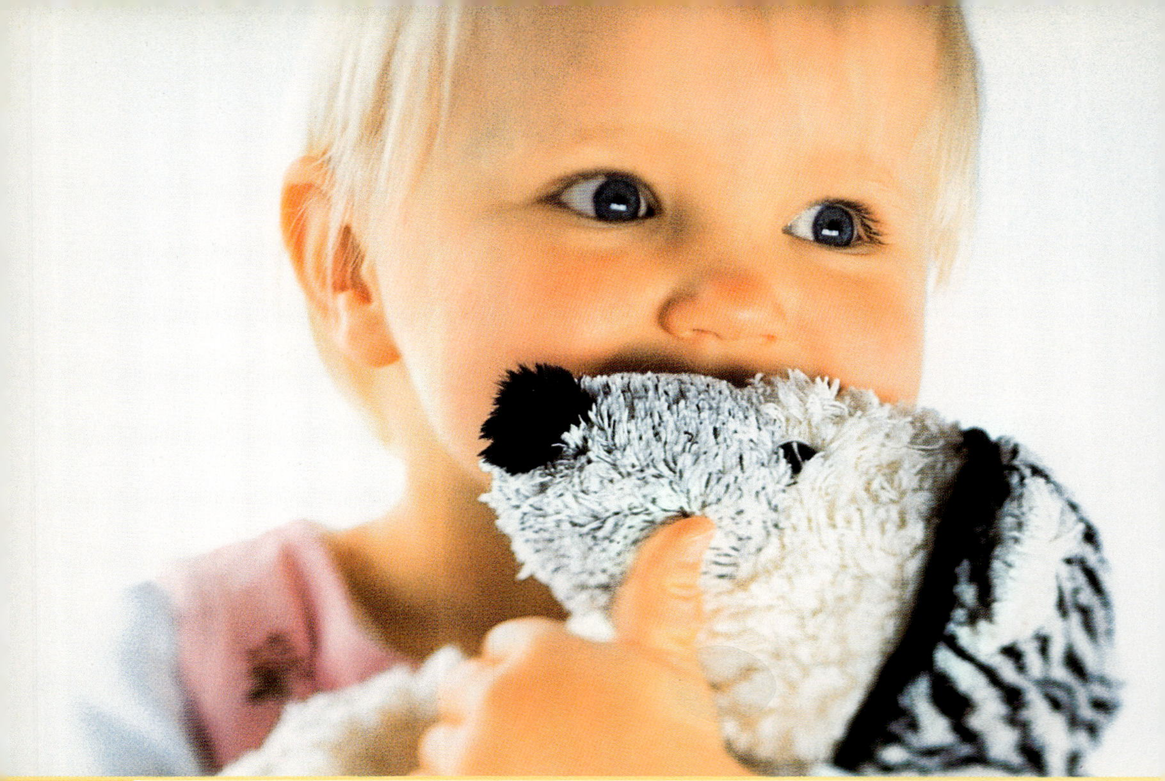

Reimparare a dormire e ad acquisire nuove abitudini

Che cosa potete fare se vostro figlio si è abituato ad addormentarsi con un metodo che ormai considerate inappropriato e desiderate introdurre qualche cambiamento? Il bambino deve imparare a collegare il sonno a situazioni che non richiedono la presenza dei genitori, e il processo di apprendimento delle nuove abitudini può svolgersi in forme alquanto diverse. Potete adottare un approccio "dolce" o optare per un sistema che, di solito, consente di riuscire in questo intento entro pochi giorni. In particolare quei genitori che, ormai al limite delle forze, non vogliono più attendere a lungo possono ricorrere a specifici programmi per reimparare a dormire, grazie ai quali il loro bambino può, in tempi rapidi e con sicurezza, acquisire nuove abitudini, sempre a patto che siano soddisfatti alcuni presupposti.

Dieci domande preliminari

Il presupposto per procedere all'acquisizione di nuove abitudini è rappresentato dall'età del vostro bambino, che deve avere almeno sei mesi, e dal suo stato di salute. Inoltre, è consigliabile porsi prima i seguenti interrogativi.

1. Posso escludere che mio figlio soffra di disturbi del sonno dovuti a problemi fisici?
Se la risposta è negativa, dovreste anzitutto consultare il pediatra.

2. Di quante ore di sonno ha bisogno mio figlio ogni giorno?
Per stabilirlo, compilate per alcuni giorni il "diario del sonno" (si vedano pp. 20-21).

3. Mio figlio dorme male perché si è abituato ad addormentarsi in un modo che richiede l'intervento di noi genitori?
Se la risposta è affermativa, il cambiamento delle abitudini è proprio ciò che serve.

4. Abbiamo creato tutte le condizioni necessarie per garantire una notte tranquilla?
Accertatevi che le condizioni ambientali e il comportamento alimentare siano adeguati, che il bambino abbia un ritmo sonno-veglia regolare, che il corso della giornata sia ben definito e che sia stato adottato un rituale serale.

5. Ciò che richiedo a mio figlio è commisurato alle sue capacità?
Valutate se per vostro figlio sia meglio procedere con gradualità al cambiamento oppure adottare un metodo più rapido.

6. Qual è l'abitudine che mi disturba di più?
È il giocherellare con il vostro orecchio o l'ultimo biberon? Cominciate a modificare le abitudini partendo proprio da lì.

7. Come posso mettere in pratica ciò che mi propongo?
Per esempio, nel periodo in cui il bambino impara ad addormentarsi in modo diverso può essere l'altro genitore ad accompagnarlo a letto, oppure offritegli un'alternativa che per voi sia meno fastidiosa dell'abitudine attuale: fategli capire chiaramente che per voi è irritante.

8. Che cosa mi va bene e può restare com'è?
Nulla vieta, per esempio, di continuare a far dormire il piccolo nel letto matrimoniale se la cosa è benaccetta a tutti.

9. Siamo davvero in grado di applicare con coerenza il nuovo metodo, siamo disposti ad andare sino in fondo o è prevedibile che la nostra convinzione si indebolisca?
Se temete di non riuscire a portare a termine il vostro proposito, non iniziate neppure a introdurre il nuovo metodo, per evitare di disorientare inutilmente il bambino. Inoltre, per lui sarebbe davvero difficile prendervi sul serio se interrompete il tentativo entro breve tempo.

10. Quale modo di addormentarsi, che sia accettabile sia per lui sia per noi genitori, può apprendere il nostro bambino?
La risposta a tale domanda costituisce l'obiettivo comune che vi proponete di raggiungere, a prescindere dalla durata del percorso che deciderete di intraprendere.

Avere fiducia

Dopo aver risposto alle domande e stabilito il vostro obiettivo può essere utile prendere nota delle risposte per iscritto. L'importante è che entrambi i genitori siano d'accordo, disposti a impegnarsi in vista del cambiamento auspicato e fiduciosi sia nelle proprie capacità sia in quelle del figlio. Il bambino non deve avvertire incertezze e indecisione da parte vostra, altrimenti si opporrà al cambiamento finché, rassegnati, rinuncerete.

Un messaggio importante per il bambino

Comunicate a vostro figlio la decisione che avete preso, per esempio in questa forma: "Insieme ce la faremo ed è meglio per tutti noi se riuscirai ad addormentarti da solo. Capiamo che all'inizio forse protesterai, ma vogliamo aiutarti e ti saremo vicini finché non sarai in grado di fare questa cosa nuova". Anche se il bambino è troppo piccolo per capire tutte le vostre parole, sentirà comunque che vi aspettate qualcosa da lui, che siete dalla sua parte, che lo sostenete e avete fiducia nelle sue capacità.

Le proteste sono inevitabili

È ovvio che all'inizio il bambino non vorrà cambiare abitudini e non mancherà di protestare. L'esperienza insegna che le proteste saranno tanto più accese quanto più cresciuto è il bambino e tanto più radicale è il cambiamento proposto. In questi casi la pazienza dei genitori potrebbe essere messa a dura prova. Prevedete un'eventualità del genere e preparatevi a conservare la calma: ricordate che avete un obiettivo da raggiungere.

Prestate sempre attenzione alla "qualità" del pianto (si veda p. 108). In fin dei conti, vostro figlio potrebbe trovare incomprensibile che si voglia cambiare l'ordine delle cose che gli è noto. Di giorno e durante il rituale serale avrà perciò bisogno di una "dose" maggiore di rassicurazione e di attenzioni, che gli restituisca il contatto fisico che gli viene sottratto la sera.

Mettete anche in conto che vostro figlio non potrà cambiare abitudini di punto in bianco: ci vorranno giorni o settimane prima che riesca a rinunciare a consuetudini a cui è ormai affezionato. I tempi saranno lunghi soprattutto se scegliete il metodo "dolce" e graduale. Se però saprete conservare la pazienza, l'atteggiamento amorevole e la determinazione, i vostri sforzi saranno sicuramente ricompensati.

Essere capaci di decidere

Anche rispetto al sonno le vie che conducono alla meta possono essere molteplici: scegliete il metodo che più si addice alla vostra sensibilità e sentitevi liberi di adattarlo alle vostre esigenze. In fin dei conti, ciò che conta sono i vostri bisogni, le vo-

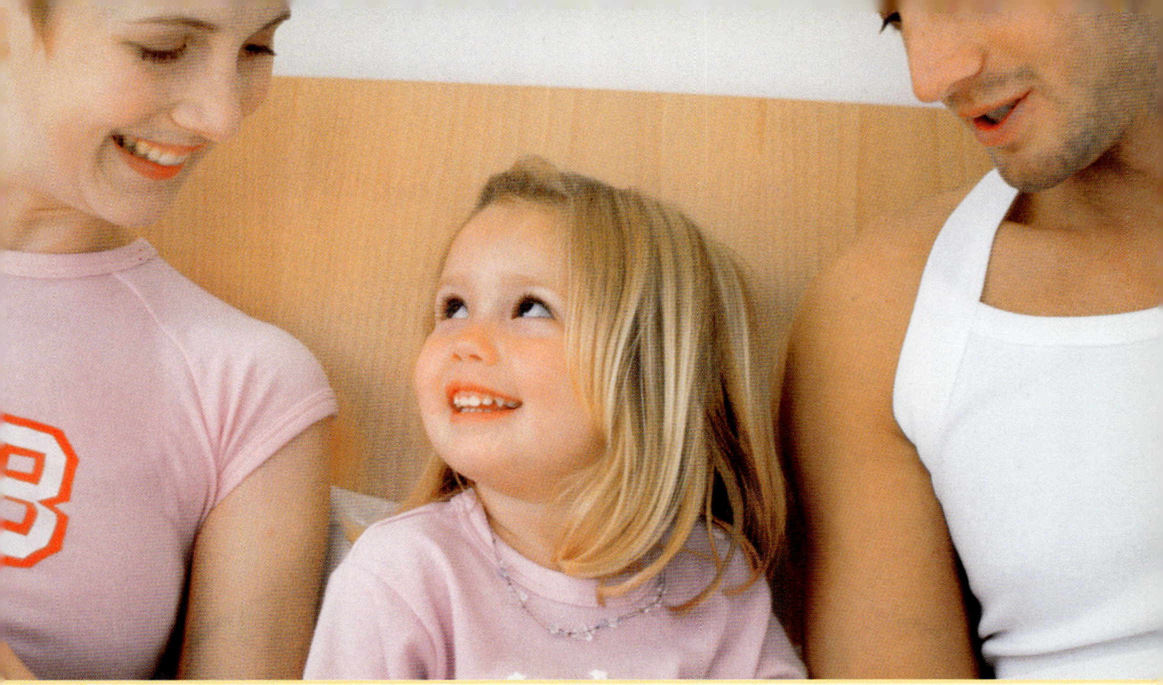

Anche i bambini più grandi possono imparare ad addormentarsi in modo più soddisfacente per tutti.

stre capacità e quelle del bambino. Lasciatevi guidare dalla competenza di genitori. Nelle pagine seguenti proponiamo tre diversi approcci dimostratisi efficaci e privi di controindicazioni per i bambini. Spetta a voi stabilire che cosa volete e che cosa potete pretendere da vostro figlio… e di quante energie disponete ancora.
La prima variante è particolarmente "dolce", ma è anche quella che in genere richiede tempi più lunghi. Adottando invece il training per imparare ad addormentarsi da soli o il metodo della clessidra, di solito i bambini imparano velocemente. Spesso, però, questi sistemi creano più difficoltà ai genitori, perché prevedono che il piccolo debba rimanere da solo per un breve periodo senza prenderlo in braccio neppure se piange o strilla.
La maggior parte dei genitori trova più accettabile l'approccio dolce che, fra l'altro, suscita meno timori di sottoporre il bambino a stress eccessivo. L'esperienza tuttavia suggerisce che anche i metodi "più veloci" possono essere ben tollerati dai bambini sani.
Ricordate che vostro figlio è in grado di addormentarsi da solo, che dovrebbe acquisire l'importante capacità di calmarsi e autoregolarsi e che dovreste accompagnarlo in tale percorso con affetto e coerenza. Quanto più sarete chiari, tanto più facilmente il bambino riuscirà a comprendervi e ad apprendere la nuova capacità. Se non siete certi che vostro figlio sia sufficientemente maturo per cambiare abitudini, consultatevi con il pediatra prima di adottare l'uno o l'altro metodo.

Il metodo "dolce"

I genitori che non hanno ancora esaurito del tutto le proprie energie possono iniziare a modificare le abitudini relative al sonno del bambino con gradualità e tempi più lunghi. Il metodo dolce non comporterà un impegno superiore alle capacità del bambino neppure se vostro figlio ha ancora notevoli difficoltà ad affrontare le situazioni di separazione.

Il metodo dolce, inoltre, è adatto a quei genitori che non tollerano di lasciar piangere per alcuni minuti il piccolo, com'è invece richiesto dai programmi proposti alle pp. 110 e sgg.

Desiderate eliminare le poppate notturne? Anche in questo caso dovrete procedere lentamente, affinché l'organismo del piccolo possa adattarsi, a meno che non vi segnali in modo chiaro che si può anche fare più in fretta. Alle pp. 60 e sgg. e a p. 106 (esempio n. 2) viene illustrato come smettere di utilizzare il cibo quale mezzo per addormentare il bambino e come eliminare le poppate notturne.

Essere coerenti

Anche se adottate il più dolce dei metodi, la vostra fermezza e tenacia saranno messe alla prova tanto quanto la vostra capacità di empatia, il vostro amore e la vostra pazienza. Se volete abituare il bambino a dormire nel suo letto, può darsi che inizialmente dobbiate "vegliare" a lungo fino a quando si addormenta, oppure potrebbe accadere che veniate chiamati al suo letto dieci volte per notte. A quel punto non vi resterà che alzarvi diligentemente, consolare il bambino – senza tuttavia sollevarlo dal letto – e sperare che ceda al più presto al bisogno di dormire. Tranquillizzatelo dicendogli che "va tutto bene": avvertirà la vostra sicurezza e affidabilità e si adeguerà più facilmente alla nuova situazione. In questi casi, in cui è richiesta una così grande sopportazione, molti genitori trovano utile sussurrare una ninnananna.

Se vostro figlio è già abbastanza grande, spiegategli che resterete seduti accanto al suo letto finché non si sarà addormentato, ma a condizione che rimanga assolutamente tranquillo. Fategli inoltre sapere che uscirete dalla stanza quando dormirà, ma che lascerete la porta aperta in modo da poterlo udire in qualunque momento e che tornerete a vederlo mentre dorme. In caso contrario il bambino potrebbe sforzarsi di rimanere sveglio per costringervi a rimanere con lui.

Se questo metodo funziona, sedetevi ogni volta un po' più lontano dal letto. Infine uscite dalla stanza assentandovi un po' più a lungo ogni sera e rientratevi quando il bambino non si è ancora addormentato. Spiegategli sempre ciò che intendete fare nelle diverse tappe dell'attuazione del metodo, in modo che il vostro comportamento non lo sorprenda.

Cambiare abitudini con gradualità

Iniziate a introdurre i cambiamenti a partire dall'addormentamento serale. Se il sistema funziona, potrete poi adottarlo anche per i risvegli notturni. Prima di andare a letto non dimenticate il consueto rituale, durante il quale non mancherete di rassicurare il bambino con tante coccole.

Esempio n. 1

Situazione attuale

Il bambino si addormenta nel suo letto, ma un genitore deve sdraiarsi accanto a lui e farsi toccare il gomito dal piccolo, il che può durare anche un'ora. Non appena il bambino dorme, il padre o la madre escono di soppiatto dalla stanza. Se il bambino si sveglia di notte, chiama i genitori e vuole riaddormentarsi nella stessa maniera.

Obiettivo del cambiamento

Il bambino deve addormentarsi da solo nel suo letto e continuare a dormire.

Intervento

Il bambino viene aiutato a rinunciare progressivamente al suo modo di addormentarsi, che richiede l'intervento di un genitore. Questi, per esempio, potrebbe dapprima proporgli di tenerlo per mano, anziché toccargli il gomito. Se la cosa funziona, il bambino può passare dalla mano a un animaletto di stoffa o a una "copertina delle coccole".

Quando il bambino avrà interiorizzato questo passaggio, potrà essere messo a letto con il peluche o la copertina. La madre o il padre staranno seduti accanto al lettino finché il piccolo non si addormenta, senza alcun contatto fisico. Infine, aumenteranno gradualmente la distanza dal letto fino a uscire dalla stanza. La porta può rimanere aperta o socchiusa.

Come "allenamento", i genitori possono uscire più volte dalla stanza dicendo "Devo andare a prendere una cosa" e tornare poco dopo. In seguito possono assentarsi un po' più a lungo, magari tornare in cucina ("Devo ancora sparecchiare") e poi

Se optate per il metodo **"dolce"**, un genitore può restare accanto al letto del bambino finché si addormenta.

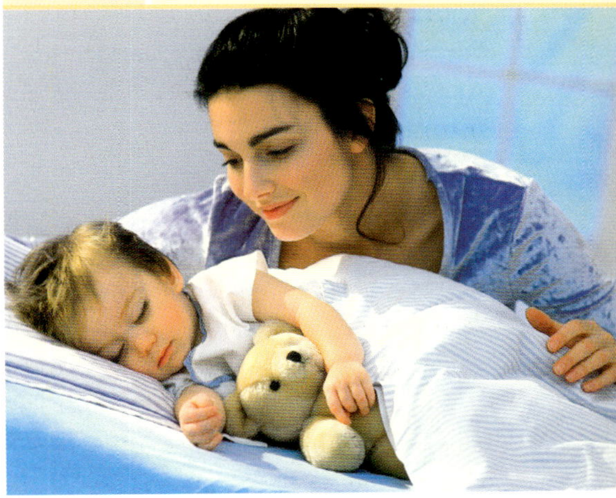

rientrare nella camera. L'importante è che il bambino sia ancora sveglio quando i genitori si allontanano e che questi lo avvertano prima di uscire dalla stanza.

Esempio n. 2

Situazione attuale

Il bebè si addormenta solo se è attaccato al seno. Di notte si sveglia quattro-cinque volte e richiede il seno materno. Per due volte succhia una dose di latte corrispondente a un pasto, le altre invece si limita a succhiare.

Obiettivo del cambiamento

Il bebè deve imparare ad addormentarsi da solo, senza poppate notturne e senza succhiare il seno materno.

Intervento

Se il bambino ha più di sei mesi di vita, in genere è in grado di saltare la poppata della notte. In questo caso occorre anzitutto ridurre l'apporto calorico dei pasti notturni. La madre potrebbe abbreviare progressivamente la durata delle poppate nell'arco di due o tre settimane. Anche se il bebè protesterà, si può esser certi che, data la sua fase di sviluppo, non ha più bisogno di mangiare di notte. Inoltre, anche nelle ore diurne e serali è necessario separare sempre più nettamente il momento dell'allattamento da quello del sonno (si vedano anche pp. 57 e sgg.).

Variante

Se il piccolo viene allattato artificialmente, i genitori devono ridurre gradualmente la dose di latte in polvere fino a introdurre nel biberon soltanto acqua tiepida. Anche l'infuso o il succo di frutta devono essere diluiti in misura sempre maggiore. È necessario, inoltre, diminuire il numero delle poppate nell'arco di alcune notti. Quando l'uso del biberon notturno cessa completamente, il piccolo può imparare ad addormentarsi e a dormire autonomamente, come illustrato nell'esempio n. 1. Non dimenticate di aumentare il contenuto nutrizionale dei pasti diurni proporzionalmente alla riduzione apportata di notte.

Esempio n. 3

Situazione attuale

Il bambino rifiuta di essere messo a letto dal papà, mentre non ha alcun problema quando è la mamma ad accompagnarlo a dormire.

Obiettivo del cambiamento

Il bambino deve accettare di essere portato a letto anche dal papà.

Intervento

In primo luogo occorre verificare che fra padre e figlio esista un rapporto di fiducia. Se finora i due non hanno avuto sufficienti occasioni di "conoscersi" davvero, il papà può iniziare, di giorno come la sera,

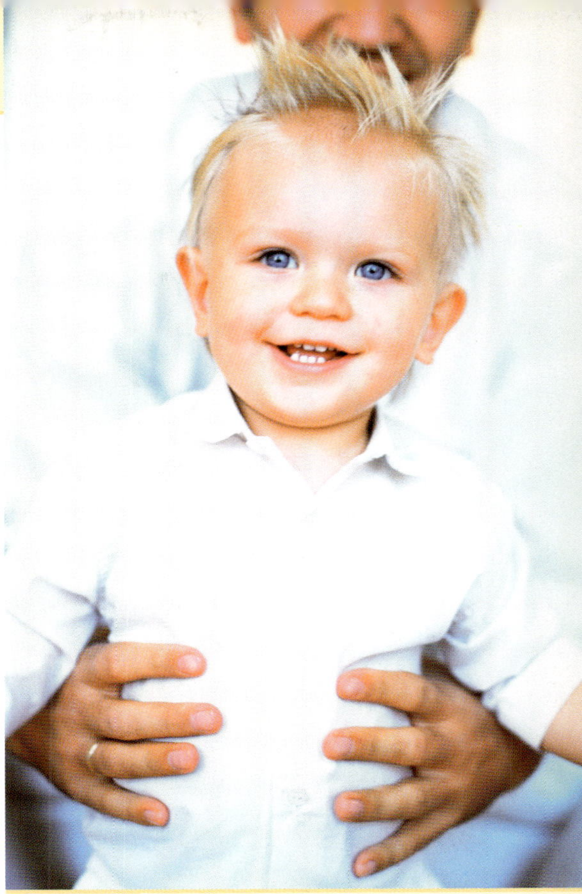

Fare le cose insieme rafforza la fiducia reciproca.

ad approfondire la relazione. L'ideale, per esempio, è che la domenica facciano una passeggiata insieme.
È consigliabile anche che sia il papà ad accudire il piccolo nelle ore serali, per esempio dandogli il biberon o cambiandogli il pannolino. A volte si rivela molto utile che la mamma esca la sera, così sarà materialmente inpossibile che metta a letto il piccolo e l'operazione riuscirà meglio.

Esempio n. 4

Situazione attuale

Il bambino si addormenta soltanto nel letto dei genitori e a condizione che la madre o il padre si sdraino accanto a lui.

Obiettivo del cambiamento

Il bambino deve addormentarsi da solo nel proprio letto.

Intervento

È in ogni caso opportuno che il bambino, anzitutto, si abitui all'idea di dormire nel proprio lettino, per esempio lasciando che di giorno vi giochi con gli animaletti di peluche e preparando il letto la sera in sua presenza.
Dovete inoltre inserire il lettino nel rituale serale pensando a una serie di operazioni da compiere insieme, per esempio appoggiandovi un ciuccio di scorta o riordinando e mettendo a dormire pupazzi e animali di peluche. Se il bambino continua a rifiutarsi di dormire nel proprio letto, inizialmente uno dei genitori può sedersi accanto a lui. Se può essere utile, potete dapprima mantenere un contatto fisico (per esempio, tenendo il bambino per mano) e poi eliminare gradualmente questo genere di aiuto, come illustrato nell'esempio n. 1 (si veda p. 105).
Per accelerare il processo, a seconda dell'età del bambino, potreste adottare un sistema di ricompense (si veda p. 118) per motivarlo ulteriormente.

INFO

NON TUTTI I PIANTI SONO UGUALI

C'è pianto e pianto. Il pianto dei bambini può essere "qualitativamente" diverso e richiedere, quindi, reazioni specifiche da parte dei genitori.

I DIVERSI TIPI DI PIANTO

Nel pianto si possono cogliere molte sfumature. Poiché rappresenta una delle principali possibilità di espressione del bambino quando non sa ancora parlare, cercate di capirne motivi e differenze. Prestate attenzione anche alle vostre sensazioni, per evitare di "proiettare" sul bebè qualcosa che, alla sua età, gli è forzatamente estraneo, per esempio la paura del buio.

- Il bambino piange perché ha fame o perché ha il pannolino bagnato?
- Protesta perché state facendo qualcosa che non gradisce?
- È stressato?
- Sta cercando di ottenere qualcosa da voi con le sue lacrime?
- Piange perché non gli è concesso di fare ciò che desidera?
- È arrabbiato con voi o con i mattoncini delle costruzioni che cadono sempre?
- Piange perché sta sperimentando qualcosa che gli è sconosciuto e che lo disorienta?
- Piange a causa di un'ansia da separazione e si aggrappa a voi?

Proprio nelle situazioni nuove e impegnative, per esempio quando dovrebbe imparare ad addormentarsi da solo, il bambino inizialmente protesterà mettendosi a piangere. In fin dei conti, sente che state violando le abitudini alle quali è affezionato e non ne comprende il motivo. Strilla anche per reclamare che siano ripristinate le consuetudini. Ogni pianto ha una diversa sfumatura. Un bambino più grande potrebbe voler mettere alla prova i suoi limiti. Non private vostro figlio di questa possibilità di esprimersi: ne ha tutto il diritto.

È GIUSTO LASCIARLO PIANGERE?

Se il bambino piange dimostrategli la vostra comprensione e consolatelo, per esempio accarezzandogli la testa. Tenete presente che vostro figlio deve imparare a calmarsi da solo, cosa che generalmente farà ricorrendo al succhiotto, al peluche,

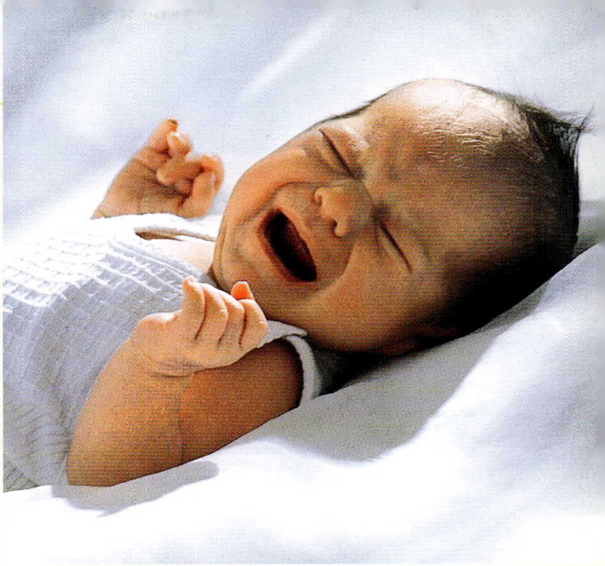

alla sua copertina preferita o a voi. È meglio evitare di precipitarsi dal bambino al minimo verso e prenderlo subito in braccio, perché in questo modo viene privato dell'occasione di portare a termine il compito evolutivo. La capacità di calmarsi da solo è uno dei presupposti fondamentali per muovere verso l'autonomia nell'addormentarsi e nel dormire. Se il piccolo non ha ancora acquisito tale capacità, nei minuti in cui è da solo può trovare mezzi e modalità per consolarsi, così da riuscire a cedere al sonno senza l'intervento attivo dei genitori. Rassicurate quindi vostro figlio dicendogli: "Sono qui con te". Se tuttavia notate che si trova in una condizione di particolare insicurezza, perché è in un ambiente estraneo o a causa di un sogno (dopo i due anni d'età), prendetelo in braccio e confortatelo senza riserve, stringendolo a voi. In questi casi sospendete il "programma per imparare a dormire" che vi eravate proposti di seguire e rinviatelo di qualche settimana. Esercitatevi dapprima nelle ore diurne finché vostro figlio si dimostrerà in grado di affrontare meglio le piccole separazioni.
Tenete presente che quanto più piccolo è il bambino tanto minore è la sua capacità di autoregolazione, di conseguenza maggiore sarà il suo bisogno di essere consolato quando piange. Dimostrare comprensione, in ogni caso, fa bene a tutti i bambini, anche ai più grandicelli. A prescindere dal motivo per cui piangono, hanno sempre buone ragioni per farlo.

COME CONSOLARE I BEBÈ INCLINI AL PIANTO

In alcuni casi le ragioni del pianto risultano misteriose anche ai genitori molto sensibili e capaci di empatia. I neonati inclini al pianto sono i più difficili da consolare. Si consiglia ai genitori di tenerli in braccio molto a lungo nei primi due o tre mesi di vita per trasmettere loro un senso di calore e di protezione. Tuttavia alcuni bambini, quando piangono, si contraggono al punto che prenderli in braccio diventa difficile e ai loro genitori, assai provati dalla situazione, mancano spesso le forze per farlo. In genere è utile aiutare questi bambini a dormire regolarmente e a sufficienza ed evitare di sottoporli a un'iperstimolazione. Per i genitori dei piccoli "urlatori" è senz'altro raccomandabile chiedere aiuto al pediatra o a un centro specializzato. Per l'intera famiglia è importante, infatti, superare i periodi così difficili e faticosi con le minori conseguenze possibili, affinché possa tornare a godersi il tempo da trascorrere con il bambino.

Se nulla funziona: due programmi per reimparare a dormire

Avete provato di tutto per aiutare il vostro bambino a dormire bene? Nonostante abbiate creato le condizioni ottimali vostro figlio non ne vuole sapere di addormentarsi da solo? Siete ormai prossimi all'esaurimento e in certi momenti sentite persino crescere in voi una sensazione di rabbia nei confronti del bambino? A questo punto la salvezza potrebbe essere un programma per reimparare in breve tempo a dormire. Se i genitori si mantengono fermi, coerenti e "tengono duro" nella sua applicazione, infatti, il successo è pressoché assicurato. Riuscire a "tener duro", però, non è affatto scontato, perché agli inizi dovrete lasciar piangere vostro figlio (per un lasso di tempo variabile) affinché impari a calmarsi da solo, prima di intervenire nuovamente per consolarlo e ciò, com'è comprensibile, è molto difficile per entrambi. Inoltre, dovrete riuscire a confortarlo e a trasmettergli sicurezza senza prenderlo in braccio. Proprio nel periodo in cui decidete di adottare uno dei programmi descritti è importante infondere conforto e sicurezza al bambino, senza tuttavia dilungarsi e senza sollevarlo dal suo letto. L'esperienza dimostra che inizialmente i bambini tendono a reagire protestando con veemenza anche maggiore, prima di imparare ad autoregolarsi.

› Concordate con il partner qual è il metodo più adatto al vostro caso.

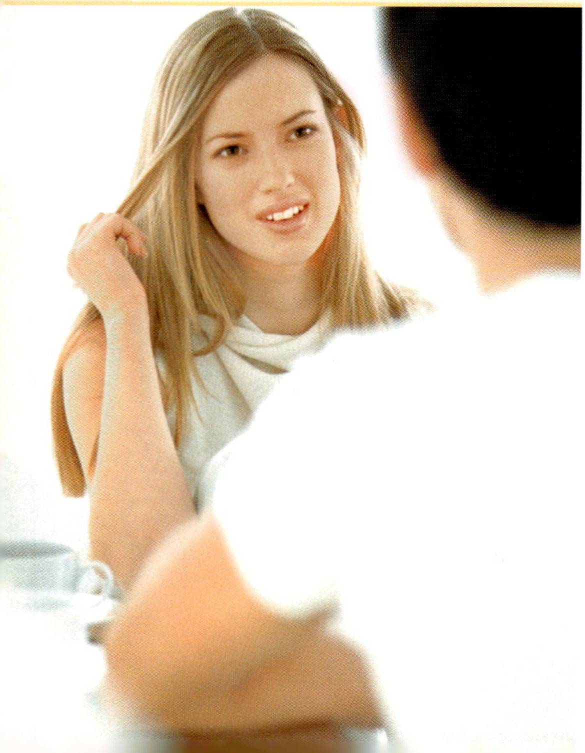

Di solito i genitori che optano per un programma di questo tipo giungono a tale decisione gravati da un enorme carico di sofferenza e da una cronica carenza di sonno: hanno già sperimentato una vasta gamma di supporti e modalità per favorire il sonno, che si sono rivelati inefficaci. Prima di procedere con il programma, è utile rispondere alle 10 domande preliminari (si veda p. 101) per individuare l'approccio migliore. Nell'applicazione pratica lasciatevi sempre guidare dalla vostra sensibilità di genitori. Se a vostro avviso una fase di pianto è troppo lunga o insostenibile dal punto di vista emotivo, per voi stessi o il bambino, accorciate i tempi previsti oppure inserite una pausa nel processo di apprendimento, rallentando il ritmo o ritornando a uno stadio precedente. Non dimenticate mai che ciò che conta è il benessere di vostro figlio, non l'eventuale successo del metodo educativo. Inoltre dovete evitare, da un lato, che il vostro stato di prostrazione psicofisica sfoci nella rabbia e, dall'altro, che il bambino sia vittima di ansie e angosce. Se avvertite in voi questi sentimenti, più che comprensibili, non "scaricateli" sul bambino o sul partner, ma cercate altre occasioni per manifestarli. Evitate per quanto possibile di abbandonare di punto in bianco un programma che avete intrapreso: il bambino ne resterebbe disorientato, perché non saprebbe più che cosa ci si aspetta da lui. Nel caso in cui decidiate comunque di interrompere l'applicazione di un determinato programma, è bene attendere alcune settimane prima di fare un altro tentativo.

Le ragioni per *non* adottare un programma

È meglio rinunciare ad adottare uno dei programmi descritti nel seguito se vostro figlio non ha ancora imparato ad accettare limiti. Solo se il bambino è in grado di ricevere un "no" durante il giorno potrà fare altrettanto la sera. Non è consigliabile seguire questi metodi, inoltre, se vi accorgete che di notte il piccolo ricerca il contatto con voi perché durante il giorno non riceve attenzioni a sufficienza. Se così fosse, anzitutto fate in modo di dedicargli più tempo durante il giorno: ciò potrebbe bastare perché decida "spontaneamente" di addormentarsi da solo.
Una volta esclusa questa possibilità, potete dare subito avvio al programma per reimparare a dormire. Ricordate che il bambino non dev'essere sovraffaticato con uno di questi metodi quando è malato, quando è in vacanza, durante l'inserimento alla scuola materna o se sta vivendo un'altra situazione che esula dalla normalità. Non siete certi di quale sia la via giusta da seguire? Siete sotto pressione perché sentite che i problemi legati al sonno vi stanno portando all'esaurimento? Non abbiate remore a rivolgervi al pediatra o a un consultorio pediatrico per ottenere aiuto.

CONSOLARE IL BAMBINO

INFO

Vostro figlio piange o si lamenta? In alcuni genitori scatta immediatamente l'impulso spontaneo di consolare il bambino. Lo si può fare in vari modi, per esempio con parole dolci, con qualche breve carezza, con tante coccole affettuose o prendendolo in braccio.

Il training per imparare ad addormentarsi da soli

Vi sono diverse possibilità di aiutare un bambino, dopo il rituale serale, ad addormentarsi senza l'ulteriore presenza dei genitori e a riaddormentarsi da solo anche di notte dopo i risvegli occasionali. Di seguito viene illustrato un procedimento che si rifà al metodo del pediatra statunitense Richard Ferber. Il bambino deve abbandonare l'abitudine di venire cullato dai genitori al ritmo di una ninnananna e cominciare ad addormentarsi da solo. Allo scopo i genitori devono rassicurarlo sistematicamente e infondergli fiducia. In genere questo metodo è indicato per i bambini di età superiore ai sei mesi, a meno di particolari controindicazioni.

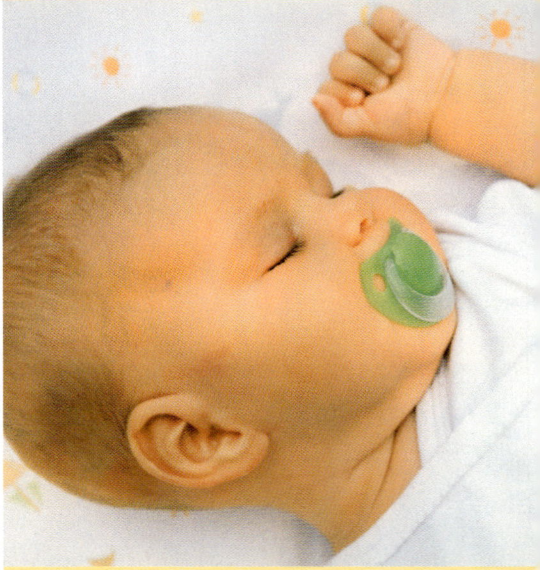

Riuscire a dormire ininterrottamente dipende anche dall'età del bambino e dall'esercizio.

Prima di iniziare

Prima di iniziare a modificare le abitudini dovete riflettere attentamente e stabilire fino a che punto avete fiducia nelle capacità vostre e del bambino, nonché se siete davvero in grado di sostenere e di applicare sino in fondo il programma prescelto. In genere, i padri vi riescono particolarmente bene.

Anche nel caso in cui, per esempio, il bebè abbia ancora "bisogno" del seno per addormentarsi, l'adattamento al nuovo sistema sarà più facile grazie all'aiuto del papà. L'importante è, in ogni caso, che entrambi i genitori siano d'accordo e che uniscano le forze.

La fase di cambiamento delle abitudini, in sé, dura solo due o tre giorni; di rado – e di solito quando i bambini sono più grandi – occorre più tempo.

Se il bambino persevera nell'opporre una strenua resistenza ai cambiamenti, la vostra carenza di sonno può aggravarsi notevolmente. Per questo è consigliabile, ove possibile, il "gioco di squadra": uno dei due può prendere un giorno di ferie per recuperare il sonno perduto; i più fortunati potranno contare anche sull'aiuto della nonna. Per la stessa ragione è opportuno iniziare il training il venerdì sera, sfruttando il fine settimana. Consolatevi con il pensiero che ben presto potrete godervi notti tranquille. Non mancate di accertarvi, il mattino dopo, se il piccolo, perfettamente riposato, sia ancora contrariato per ciò che gli avete "inflitto" la sera o la notte precedente. Con tutta probabilità vi accoglierà affettuosamente come al solito o sarà persino di ottimo umore.

Genitori sicuri di sé

Il fulcro del training per imparare ad addormentarsi da soli è il messaggio emotivo che il bambino coglierà nel vostro comportamento. Affinché il cambiamento delle abitudini sia coronato da successo, è decisivo che comunichiate a vostro figlio in modo tranquillo, affettuoso e rassicurante che ciò che intendete fare va bene e che andrà (infine) a suo beneficio: "Va tutto bene, io sono qui con te. Adesso è ora di dormire, io ho ancora qualcosa da sbrigare nell'altra stanza, poi verrò a vedere come stai, ti voglio tanto bene".
Se vi atterrete alla lettera a tutto ciò che avete preannunciato, il bambino riceverà un messaggio chiaro, che gli infonderà serenità. Rassicuratelo rientrando nella sua stanza a intervalli regolari e sostenendolo con queste brevi affermazioni.
Se invece vi sentite dubbiosi, impotenti e disperati, se avvertite in voi un senso crescente di fatica, rabbia e irritazione, vostro figlio lo percepirà e reagirà intensificando il suo pianto.

Come procedere

Preparate il bambino, come di consueto, con il previsto rituale serale per andare a dormire e mettete il piccolo, ancora sveglio, nel suo lettino. Per superare meglio i difficili momenti di attesa nei giorni in cui applicate il metodo, tenete a portata di mano un orologio e un libro o una rivista per distrarvi. Concordate in anticipo con il partner chi di voi due dovrà intervenire nelle varie fasi della notte.

Prima notte

Mettete il piccolo nel suo letto ancora sveglio e salutatelo. Uscite dalla stanza e ditegli: "Dormi bene, io devo fare qualcosa di là, poi torno a trovarti".
Com'è prevedibile, all'inizio vostro figlio protesterà perché viene privato degli og-

INFO

SIATE CHIARI CON IL BAMBINO

È importante che trasmettiate a vostro figlio regole e messaggi chiari:

- "Voglio insegnarti ad addormentarti da solo";
- "Stai tranquillo, sentiti sicuro";
- "Io sono qui";
- "Sei capace di farlo";
- "Non sei solo";
- "Va tutto bene".

getti o delle modalità abitualmente utilizzati al momento di addormentarsi, e urlerà a più non posso. Dopo cinque minuti tornerete nella camera del bambino e lo rassicurerete ancora nello stesso modo, senza sollevarlo dal letto, quindi uscirete senza dilungarvi (dopo circa 30 secondi). Verificate sull'orologio la durata della vostra permanenza nella stanza, perché la percezione del tempo in questa situazione potrebbe essere influenzata dal vostro stato emotivo.

Se il piccolo continua a gridare, attendete altri cinque minuti prima di ritornare nella sua stanza per rassicurarlo che va tutto bene. Anche in seguito tornate dal bambino ogni cinque minuti per calmarlo, finché si sarà addormentato. Tenete presente che la prima sera, o più tardi durante la notte, tutto ciò può durare anche più di un'ora e mezza. Se durante la notte vostro figlio si sveglia di nuovo piangendo, attendete qualche minuto per vedere se si calma da solo, quindi proseguite nell'applicazione del metodo.

Tornare a trovare il piccolo a intervalli regolari non ha soltanto la funzione di tranquillizzarlo ogni volta, visto che, in fin dei conti, il bimbo dovrebbe trovare il modo di calmarsi da sé e di addormentarsi. Rientrare nella sua stanza ha un duplice scopo:

- consentirvi di accertarvi che va tutto bene;
- far capire a vostro figlio con la massima affidabilità che non è solo e non siete arrabbiati con lui, ma, al contrario, che agite per il suo bene.

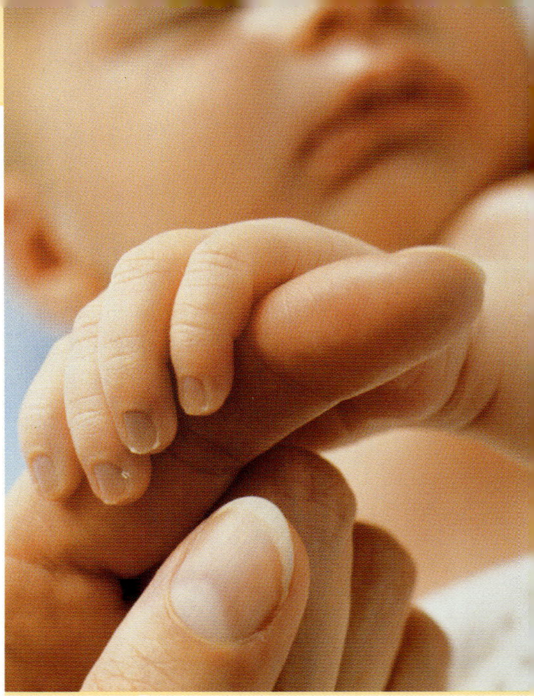

Il contatto fisico e il parlare sottovoce contribuiscono a calmare i bebè.

Seconda notte

Mettete a letto il bambino come la sera prima. Salutatelo e uscite dalla stanza con lo stesso messaggio chiaro e affettuoso. Attendete cinque minuti: se, trascorso questo lasso di tempo, vostro figlio protesta ancora andate da lui e rassicuratelo che va tutto bene, quindi uscite.

Anche le volte successive attendete cinque minuti. Se il bambino continua a protestare, ritornate da lui e trasmettetegli la sensazione di essere sicuro e protetto. Ripetete più volte questo procedimento finché il bambino si addormenta.

A partire dalla terza notte

Già a partire dalla seconda notte, la maggior parte dei bambini piange molto meno; alcuni si limitano a lamentarsi un po' mentre si addormentano.

Se vostro figlio, invece, continua a urlare, attendete ogni volta cinque minuti prima di andare da lui.

Mantenere la calma

È naturale che applicando questo metodo si possa essere assaliti anche da sentimenti quali l'ansia o la rabbia, per esempio quando il bambino non vuole proprio saperne di smettere di gridare. Prima di iniziare, provate a riflettere su come evitare di entrare incolleriti nella camera del bambino, quando, dopo una fase di protesta, ritornate da lui. Alcuni genitori trovano utile sfogare l'aggressività prendendo a pugni un cuscino; altri parlano dei propri sentimenti con il partner durante le "pause". Anche annotare per iscritto le emozioni fa bene e in genere permette già di mitigarne l'intensità.

Siate consapevoli che, lasciando piangere vostro figlio, non lo state abbandonando a se stesso; al contrario, vi proponete di aiutarlo e di offrirgli sicurezza e sostegno nel compiere un importante passo evolutivo durante una difficile fase di acquisizione di nuove abitudini.

Tenete presente che il bambino non piange per il gusto di contrariarvi o provocarvi: lo fa perché inizialmente non comprende che cosa stia succedendo e deve rinunciare ad abitudini alle quali si è ormai affezionato. Per questo protesta prima di addormentarsi e la prima volta, in genere, cederà al sonno per puro sfinimento.

Anche se vostro figlio urlasse sempre più forte, quando entrate nella sua stanza per rassicurarlo dovrete accostarvi a lui mantenendo la calma e comunicandogli brevemente che va tutto bene. In caso contrario, potrebbe sentirsi abbandonato o rifiutato. Se, anziché urlare, il bambino si limita a lamentarsi o a piagnucolare potete attendere: è un segnale che indica che sta cominciando a trovare il modo di calmarsi da solo.

Un'ultima raccomandazione importante: durante il giorno offrite al vostro bambino tutto il contatto fisico e l'affetto che siete stati costretti a negargli al momento di addormentarsi.

INFO

È AMMESSO IL CIUCCIO?

Alcuni medici raccomandano di eliminare il succhiotto quando si adotta questo metodo. Tuttavia, siete voi genitori le persone più adatte a stabilire il grado di importanza che vostro figlio attribuisce al ciuccio e se questo vada o no eliminato.

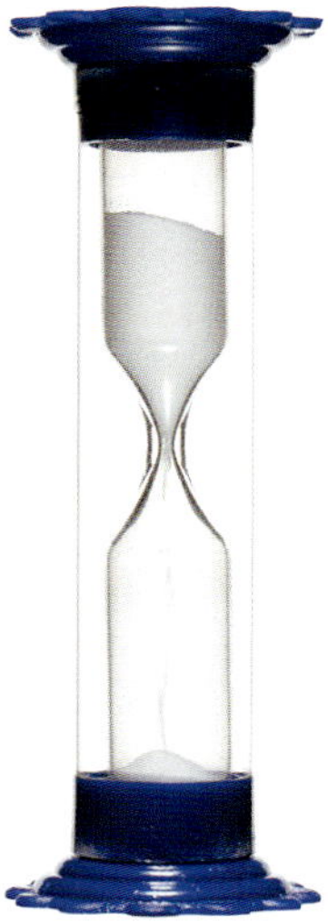

Il metodo della clessidra

Il metodo della clessidra costituisce una variante del training di Ferber, messa a punto dai ricercatori dell'Università di Friburgo. Il principale ausilio utilizzato è una clessidra della durata di tre minuti alla quale, fra l'altro, il programma deve il suo nome. La clessidra, oltre che a misurare il tempo, serve a distrarre i genitori nell'attesa di tornare nella stanza del bambino, con la sabbia che scorre lentamente. Un'altra differenza fondamentale risiede nel prolungamento del tempo dedicato a consolare il bambino: a differenza del training precedente, il piccolo non viene rassicurato rapidamente, ma ogni volta viene coccolato nel suo letto per tre minuti, sia la sera al momento di addormentarsi sia di notte.

Come funziona

Comunicate sempre a vostro figlio messaggi chiari per fargli capire che è ora di andare a dormire. Dopo il rituale serale mettetelo nel suo letto ancora sveglio, salutatelo e ditegli con tono affettuoso ma fermo che è ora di fare la nanna; dovreste astenervi dall'offrirgli il biberon o il ciuccio. Quindi uscite dalla stanza e non reagite più al comportamento del bambino, neppure se dovesse incominciare a strillare a più non posso.

Prima notte

Ora prendete in mano la clessidra o un altro orologio (silenzioso) e attendete tre minuti. Se il bambino continua a piangere andate da lui e acquietatelo. Cercate voi stessi di rimanere il più possibile calmi. Parlate a bassa voce e con tono rassicurante, accarezzatelo e coccolatelo per lo stesso tempo in cui l'avete lasciato solo: tre minuti. Ricordate, però, che non dovete sollevarlo dal suo letto.

Quando il tempo previsto è scaduto uscite dalla stanza del bambino come la prima volta. Aspettate ancora tre minuti prima di tornare da lui – se sta ancora piangendo – e consolarlo. Anche in questo caso fermatevi tre minuti con il piccolo prima di lasciare di nuovo la stanza. Ora aspettate sei minuti, ossia la durata di due clessidre, per tornare a confortare vostro figlio nello stesso modo, ammesso che stia ancora piangendo. Rimanete vicini al suo letto per tre minuti.

Continuate ad alternare sei minuti di attesa e tre minuti di coccole finché il piccolo si è addormentato.

Seconda notte

Mettete il bambino a letto come la prima sera. Ripetete il ciclo attesa-rassicurazione nel modo descritto qui di seguito.

La prima volta aspettate tre minuti a entrare nella stanza e consolate come sempre il bambino per tre minuti.
Alla seconda e alla terza volta aspettate sei minuti, ma coccolatelo soltanto per tre minuti.
A partire dalla quarta volta aspettate nove minuti prima di consolare il piccolo per tre minuti.
Continuate a mantenere gli intervalli di nove e tre minuti finché il bambino smette di piangere e si addormenta.

Dalla terza alla quinta notte

Spesso i successi iniziali si ottengono già dopo le prime due notti. Il bambino chiama i genitori soltanto un paio di volte. Se per voi le cose vanno diversamente, uscite come nei giorni precedenti dalla stanza. Per tornare da vostro figlio attendete la prima volta tre minuti, la seconda volta sei minuti e, a partire dalla terza, nove minuti. Per consolarlo restate sempre con lui non più di tre minuti.

Dalla sesta all'ottava notte

A partire dalla sesta notte, la prima e la seconda volta attendete sei minuti e, dalla terza volta in avanti, nove minuti prima di rientrare in camera. Rimanete con il bambino tre minuti, come di consueto, per consolarlo.

Dopo la nona notte

Se vostro figlio continua a rifiutarsi di addormentarsi da solo, pensate a quale possa essere la migliore alternativa per voi:

- concedere al bambino una pausa di una settimana durante la quale, ogni notte, ci si attiene alla stessa alternanza della prima notte, ossia si aspettano tre minuti per due volte e sei minuti le volte successive, quindi si ricomincia la progressione prevista dal programma;
- continuare a entrare in camera del bambino a intervalli di nove minuti finché riesce ad addormentarsi da solo, a condizione di essere ben certi che sia in grado di tollerarlo.

INFO

SCHEMA DEL METODO DELLA CLESSIDRA

otte	Attesa n. 1	Rassicurazione	Attesa n. 2	Rassicurazione	Attesa n. 3	Rassicurazione	Attesa n. 4
1	3	3	3	3	6	3	6
2	3	3	6	3	6	3	9
3-5	3	3	6	3	9	3	9
5-8	6	3	6	3	9	3	9
o la 9ª	9	3	9	3	9	3	9

neri relativi ad "Attesa" e "Rassicurazione" indicano i minuti.

Incentivare il bambino

Se vostro figlio ha un'età superiore ai due anni, potete già parlare con lui e spiegargli chiaramente ciò che vi aspettate: "Vorrei che tu ti addormentassi da solo. Ora ti auguro la buonanotte e poi esco dalla stanza. Vado a riordinare la cucina, sentirai i rumori. Tu sei già capace di addormentarti senza di me". Il bambino protesterà e non ammetterà che qualcosa debba cambiare.
Con molti bambini può essere utile sperimentare un sistema di premi (rinforzo positivo). Per esempio, per ogni giorno in cui si è addormentato da solo potete applicare un adesivo speciale sul suo calendario; alla fine della settimana conterete insieme quante volte è riuscito a farlo.

Per i bambini di età superiore ai due anni una piccola ricompensa a sorpresa può essere un incentivo

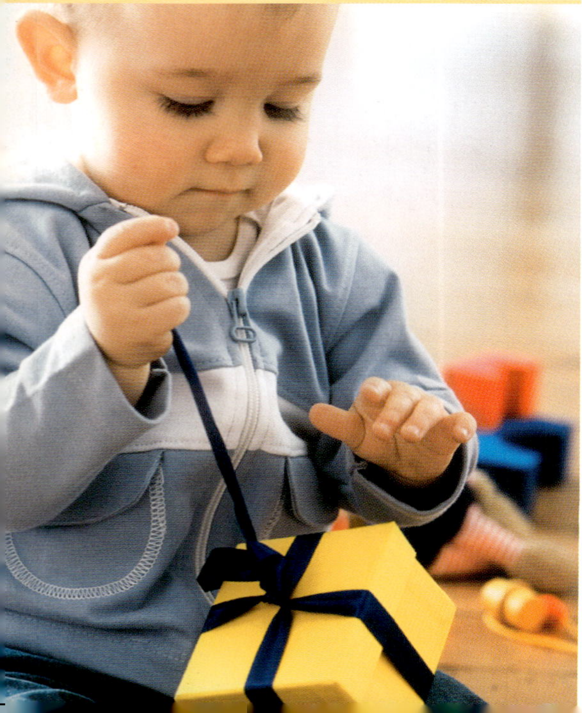

Premi sì, ma con giudizio!

Promettere ricompense non ha alcuna utilità, perché fa sì che il bambino si senta sotto pressione se non ce la fa ad addormentarsi da solo. A quel punto, deluso del proprio "fallimento", considererà una punizione il fatto di non ricevere un premio nonostante il suo impegno.
Registrate ogni progresso compiuto durante la notte e premiate vostro figlio con piccole gratificazioni per il risultato ottenuto (per esempio, la marmellata preferita a colazione).
Fate con lui un gioco speciale: la sera ricordategli l'esperienza positiva della notte precedente, ma non promettete nulla per il giorno successivo. Per ogni notte in cui riesce di nuovo ad addormentarsi da solo, il giorno successivo il bambino riceverà un premio, che potrà consistere in una visita della nonna o in una gita con tutta la famiglia. Potete anche leggere insieme ad alta voce questa data speciale segnata sul suo calendario.
Il sistema di ricompense può essere associato ottimamente con il progressivo aumento della vostra distanza dal letto del bambino al momento di addormentarsi. L'esperienza dimostra che tale associazione accelera notevolmente il processo di apprendimento nei bambini più grandi.

IMPARARE A DORMIRE SENZA INTERRUZIONI È POSSIBILE

Mio figlio, di un anno e mezzo, la sera si alza in continuazione dal suo lettino, nonostante sappia che è ora di dormire. Che cosa posso fare?

Se desidera che suo figlio resti nel proprio letto e si addormenti deve fargli capire chiaramente che è capace di farlo e che lei si aspetta questo da lui. Usi un tono affettuoso ma fermo e riporti ogni volta suo figlio a letto con calma e determinazione. Solo così imparerà che alzarsi non serve a nulla.

Durante il giorno lavoro e di notte mi è gravoso dover ancora allattare al seno tre o quattro volte la mia bambina di nove mesi, che peraltro non sembra affatto affamata. Che cosa posso fare?

Se sua figlia non vuole essere privata delle poppate notturne, la causa dei suoi risvegli potrebbe essere un'altra. Forse la sua "dose" quotidiana di coccole non è sufficiente. Cerchi di riservare un po' di tempo, di giorno, alle tenerezze e ai giochi con la bambina. L'importante non è trascorrere più tempo possibile insieme, ma stare il più possibile *bene insieme*, dedicandosi alla piccola, in quei momenti, "anima e corpo".

Ho deciso di adottare un metodo per cambiare le abitudini relative al sonno. Temo però che mio figlio protesti energicamente e che le sue grida si sentano in tutto il palazzo. Forse dovrei rinunciare a questo tentativo per riguardo nei confronti dei vicini?

I suoi vicini sono destinati a subire le urla notturne di suo figlio per un periodo ben più lungo se non imparerà a calmarsi da solo. Quindi li preghi di avere pazienza se le notti successive il silenzio non sarà assoluto, ma li rassicuri anche del fatto che non devono preoccuparsi per il bambino e che in futuro potranno godersi notti tranquille.

Dal punto di vista pedagogico non mi pare del tutto corretto premiare mio figlio quando si addormenta da solo. È giusto?

Sarebbe sicuramente preferibile non premiare i bambini per qualcosa che dovrebbe considerarsi un'ovvietà. Se tuttavia i bambini, giunti al terzo anno d'età, non hanno ancora imparato questa "ovvietà", c'è poco da fare. I bambini sono assai più sensibili ai piccoli doni – e in effetti, dovrebbe trattarsi di cose prive di valore, nulla di più – che alle argomentazioni razionali. Se in questo modo riuscite a evitare le battaglie notturne e le aspre proteste, per il bene di vostro figlio, non vale forse la pena tentare?

FILASTROCCHE TRADIZIONALI PER LA BUONANOTTE

› C'È UNA CHIOCCIA NEL POLLAIO

c'è un topino nel solaio,
c'è il maiale nel porcile,
e l'agnello nell'ovile.
C'è un gattino sopra il tetto
e c'è un bimbo nel suo letto.

› QUATTRO STELLINE HO VISTO PASSARE

quattro stelline sul bordo del mare:
una per me, una per te,
una la chiede la figlia del re.
La quarta la vuole il reuccio cattivo:
grida, comanda, la vuole per sé!
Ma la stellina resta a guardare
poi sorridendo si tuffa nel mare.

› SETA MONETA

Le donne di Gaeta,
che filano la seta,
la seta e la bambagia.
Guarda sul letto
che c'è un bel confetto,
guarda sul tetto
che c'è un bel zufoletto,
guarda lassù
che c'è cuccuruccù.

I giochini delle cinque dita

› IL POLLICE È CADUTO NEL POZZO

l'indice l'ha tirato su,
il medio l'ha asciugato ben bene,
l'anulare ha preparato una torta
e il mignolino l'ha mangiata tutta!

› DICE IL POLLICE "CHE FAME!"

porta l'indice un salame,
però il medio e l'anulare
non lo vogliono affettare,
lesto lesto il mignolino
scappa via col salamino.

› CHICCOLINO DOVE STAI?

Sotto terra non lo sai?
E là sotto non fai nulla?
Dormo dentro la mia culla.
E se tanto crescerai
chiccolino che farai?
Tanti chicchi ti darò
fresco pane diverrò.

Centri per la diagnosi e la cura dei disturbi del sonno in età pediatrica e per la prevenzione della SIDS

A cura di Elisabeth Ornaghi

I centri italiani specializzati nei disturbi del sonno in età pediatrica (fra 0 e 14-16 anni) non sono numerosi. Ciò dipende probabilmente dal fatto che si tratta di un ambito di studio e di intervento relativamente nuovo nel nostro Paese e dalla necessità di disporre di ampie risorse per operare in questo settore specifico.
Nella maggior parte dei centri indicati di seguito vengono eseguiti esami clinici e strumentali finalizzati alla valutazione della funzione cardiorespiratoria durante il sonno. Tale valutazione consente di diagnosticare i disturbi del sonno dovuti a patologie ostruttive delle vie aeree o a un'alterazione dei meccanismi di regolazione centrale causati da problemi neurologici o neuromuscolari. Essa permette inoltre di studiare gli episodi di apnee o cianosi in bambini di età inferiore a 12 mesi che hanno richiesto interventi di rianimazione, nonché di svolgere attività di prevenzione della sindrome della morte improvvisa del neonato (*Sudden Infant Death Syindrome*, SIDS).
A seconda del grado di complessità le indagini possono essere eseguite a livello ambulatoriale o con ricovero. Vari tipi di monitoraggio, per esempio alcuni esami polisonnografici e la misurazione della saturazione di ossigeno nel sangue (saturimetria), possono essere effettuati anche a livello domiciliare. In caso di monitoraggio domiciliare le famiglie vengono dotate di apparecchi di registrazione dell'attività cardiorespiratoria e istruite sul loro uso.
Presso alcuni centri (per esempio quello di Firenze) è previsto il collegamento in telemedicina per la trasmissione dei dati dalla casa dei pazienti all'ospedale. La polisonnografia notturna completa, invece, viene sempre eseguita in regime di ricovero. Quest'ultimo esame consiste nel monitoraggio, durante il riposo notturno, di molti parametri relativi alla funzionalità cardiaca e all'attività cerebrale (per la stadiazione del sonno), alla saturazione di ossigeno nel sangue, al flusso aereo oro-nasale, ai rumori respiratori e ai movimenti toraco-addominali.
Data la molteplicità di fattori coinvolti nei disturbi del sonno in età pediatrica, in vari ospedali (in particolare quelli di Bari, Roma e Varese) si opera in stretto coordinamento con altri reparti, quali pneumologia, allergologia, neurologia, otorinolaringoiatria, cardiologia, neonatologia, ortodonzia-odontostomatologia (per esempio in caso di disturbi respiratori nel sonno causati da anomalie della struttura mandibolo-mascellare e da malocclusione), gastroenterologia (reflusso gastroesofageo) e reparti dell'ambito dietetico-nutrizionale, in modo da affrontare le problematiche relative al sonno con un approccio multidisciplinare.
Informazioni specifiche sulle prestazioni e i servizi erogati possono essere ottenute per telefono o consultando i siti dei singoli centri.

Riguardo alla SIDS, acronimo con il quale si designa la morte improvvisa e inaspettata di un neonato apparentemente sano, vale la pena ricordare che non esistono ancora dati epidemiologici completi per l'Italia; si stima che nei Paesi industrializzati la sua incidenza sia di 0,5-1 ogni 1000 nati sani. Questa patologia, per molti versi ancora oscura, rappresenta la principale causa di morte nel primo anno di vita. Alcuni dei centri indicati di seguito sono "Centri di Riferimento regionale per lo Studio e la Prevenzione della SIDS" e, oltre a occuparsi in genera-

le delle patologie respiratorie connesse ai disturbi del sonno e ad assistere i piccoli pazienti considerati "a rischio" per precedenti casi di SIDS in famiglia, hanno avviato raccolte di dati epidemiologici e campagne di informazione e sensibilizzazione in collaborazione con la Regione di appartenenza e con l'associazione "Semi per la SIDS" ONLUS. Quest'ultima è un'associazione di genitori (affiliata a "Seeds for SIDS International") che opera su più fronti: l'assistenza e il supporto alle famiglie; la collaborazione con alcuni dei centri summenzionati (Firenze, Torino, Varese) e con gli Enti regionali per la promozione di campagne informative di prevenzione della SIDS, mediante la diffusione di misure di comprovata efficacia; il supporto alla ricerca scientifica ed epidemiologica.
La sede dell'associazione è a Firenze, ma suoi referenti sono presenti anche in altre città.

Per ulteriori informazioni:
Associazione Italiana Semi per la SIDS ONLUS
p.zza Santissima Annunziata 12, 50122 Firenze
tel./fax: 055 2345036 - tel. 348 1383824
www.sidsitalia.it posta@sidsitalia.it

Bari

Unità Operativa di Pediatria Generale e Specialistica "S. Maggiore"
Azienda Policlinico - Dipartimento di Biomedicina dell'Età Evolutiva
Università degli Studi di Bari
p.zza Giulio Cesare 11, 70124 Bari
Direttore: prof. Lucio Armenio
Coordinatore per i disturbi respiratori del sonno: prof.ssa Luigia M. Brunetti
tel. 080 5592844 (Segreteria)
fax 080 5478911
l.brunetti@pediatria3.uniba.it

Firenze

Centro regionale di Riferimento per lo Studio e la Prevenzione della SIDS
Unità Operativa di Pediatria Preventiva e Medicina Neonatale
Dipartimento di Pediatria
Università degli Studi di Firenze
via Pico della Mirandola 24, 50132 Firenze
Direttore: prof. Giampaolo Donzelli
Responsabile del Centro: dott. Raffaele Piumelli
tel. 055 5662447
www.meyer.it centrosids@meyer.it

Milano

Centro per i Disturbi del Sonno Università Vita-Salute San Raffaele - Turro
via Stamira D'Ancona 20, 20127 Milano
Responsabile: dott. Luigi Ferini-Strambi
Referente per l'età pediatrica: dott. M. Zucconi
tel. 02 26433383 - 26433358 fax 02 26433394
www.fondazionesanraffaele.it
zucconi.marco@hsr.it

Roma

Centro del Sonno per l'Età evolutiva
Dipartimento di Scienze Neurologiche e Psichiatriche dell'Età Evolutiva
Università degli Studi di Roma "La Sapienza"
via dei Sabelli 108, 00185 Roma
Responsabile: dott. Oliviero Bruni
tel. 06 44712257 - 44712223 fax 06 4957857
www.sleepchild.com
oliviero.bruni@uniroma1.it

Centro per lo Studio e la Cura dei Disturbi respiratori nel Sonno in Età pediatrica
Clinica Pediatrica - Azienda Ospedaliera Policlinico Sant'Andrea
Università degli Studi di Roma "La Sapienza"
II Facoltà di Medicina

via di Grottarossa 1035-1039, 00189 Roma
Responsabile: prof.ssa Maria Pia Villa
tel. 06 80345870
www.respinet.org
mariapia.villa@uniroma1.it

Laboratorio per lo Studio delle Patologie respiratorie nel Sonno
Ospedale Pediatrico Bambino Gesù IRCCS
Dipartimento di Medicina Pediatrica
Area Pediatrica Integrata Sezione A
Unità Operativa Complessa
di Broncopneumologia
p.zza S. Onofrio 4 - 00165 Roma
Responsabile: dott. Renato Cutrera
Referenti: dott. Pavone, dott.ssa Paglietti
tel. 06 68592009 - 68592020 (Segreteria)
www.ospedalebambinogesu.it
pavone@opbg.net paglietti@opbg.net
cutrera@opbg.net

Torino

Centro di riferimento per la SIDS Regione Piemonte
Azienda Ospedaliera OIRM - S. Anna
Ospedale Infantile Regina Margherita
Dipartimento di Pediatria Ospedaliera
p.zza Polonia 94 - 10126 Torino
Responsabile: dott. Alessandro Vigo
Referenti: dott.ssa E. Malgiorgio,
dott.ssa S. Noce, dott.ssa P. Perotti
tel. 011 3135405 - 3135078
centrosids@oirmsantanna.piemonte.it

Varese

Clinica Pediatrica Università degli Studi dell'Insubria
Azienda Ospedaliera Ospedale di Circolo
Ospedale Filippo del Ponte Fondazione Macchi
via Filippo del Ponte 19, 21100 Varese
Responsabile: prof. Luigi Nespoli
Referenti: dott.ssa Luana Nasetti,
dott.ssa V. Spica Russotto
tel. 0322 299111 - 299265 - 299231 (Segreteria)
luigi.nespoli@ospedale.varese.it

Siti Internet

www.sleepchild.com
Sul sito è consultabile un interessante *Opuscolo sul sonno: come sopravvivere all'insonnia di vostro figlio*, a cura del dott. Oliviero Bruni del Centro del Sonno per l'Età evolutiva di Roma.

www.respinet.org
Portale italiano dedicato ai disturbi respiratori nel sonno in età pediatrica, realizzato in collaborazione con il Centro per lo Studio e la Cura dei Disturbi respiratori nel Sonno in Età pediatrica di Roma.

www.sonnomed.it
Sito dell'Associazione Italiana Medicina del Sonno (AIMS).

Fra i numerosi siti a cui attingere per favole, filastrocche e ninnenanne, segnaliamo i seguenti.

www.favole.org
Sito creato dai genitori, con favole, poesie e filastrocche inventate dai genitori stessi.

www.filastrocche.it
Una vera miniera di filastrocche, ninnenanne, poesie, scioglilingua, conte, canzoni e suggerimenti per inventarne di nuovi.

www.ninnanannaedintorni
Offre una vasta scelta di ninnenanne e filastrocche della tradizione popolare.

www.kidslink.favoleinfinite
Sito che offre l'opportunità di inventare un'infinità di favole seguendo un originale sistema di colori.

Indice analitico

NELLA STESSA COLLANA

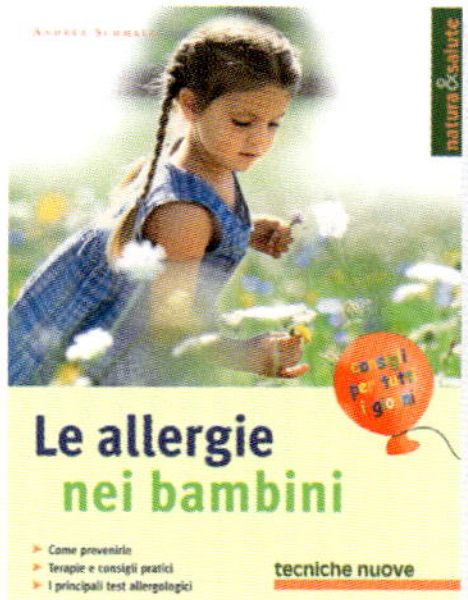

cod. 1444X · pagg. 96 · € 11,90

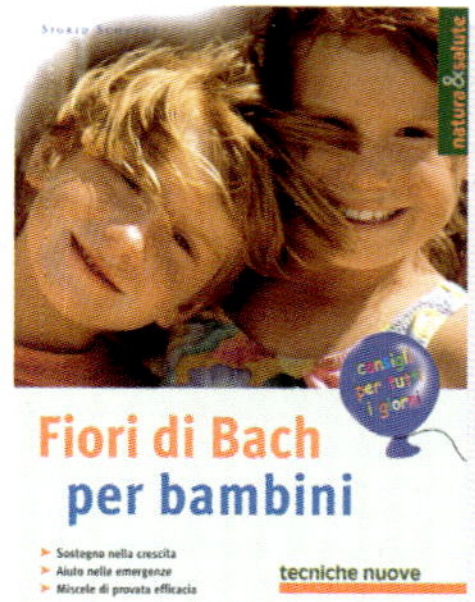

cod. 14164 · pagg. 96 · € 11,90

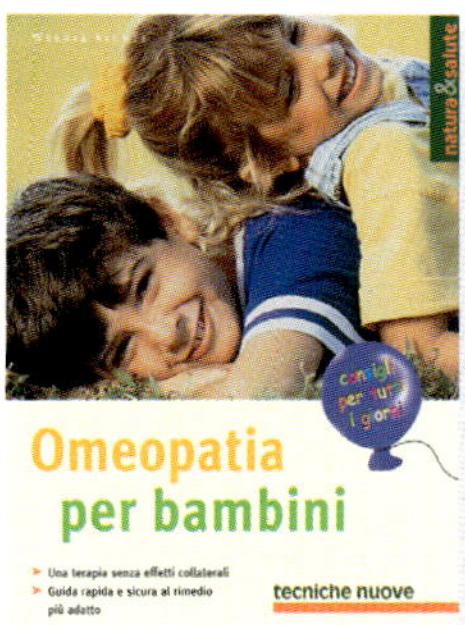

cod. 14431 · pagg. 96 · € 11,90

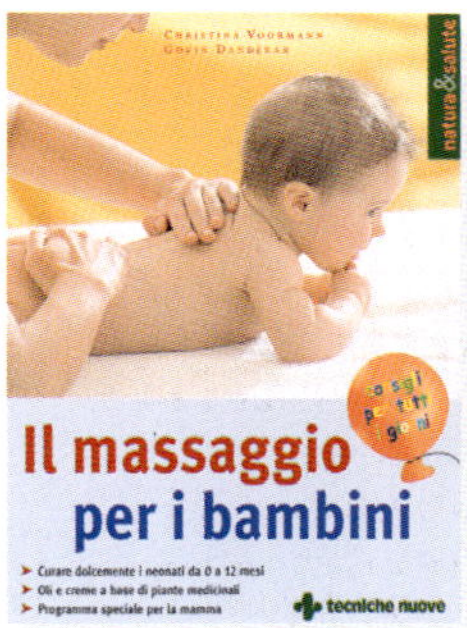

cod. 15306 · pagg. 96 · € 11,90

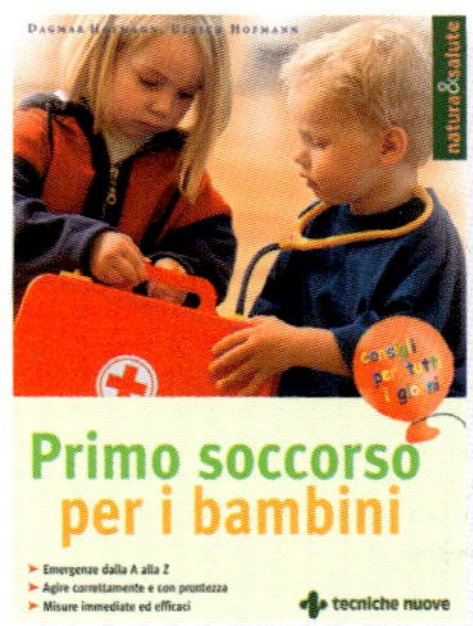

cod. 15500 · pagg. 96 · € 11,90

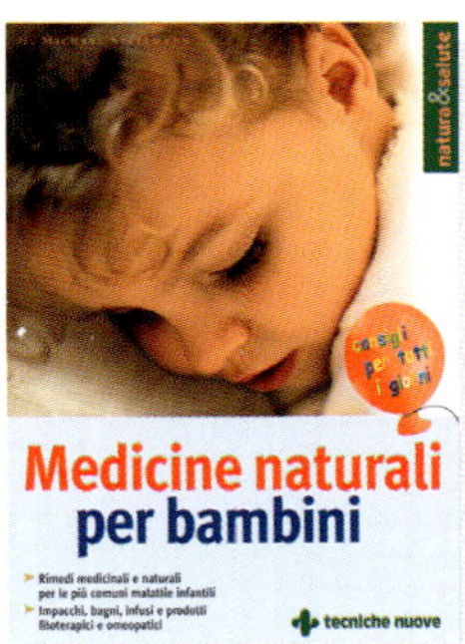

cod. 15845 · pagg. 128 · € 13,90

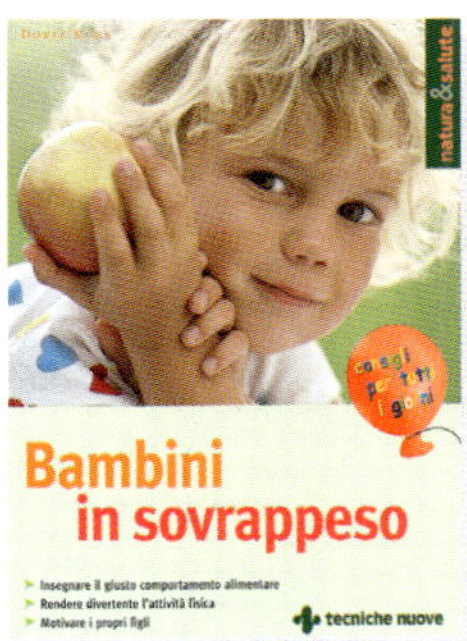

cod. 16108 · pagg. 128 · € 13,90

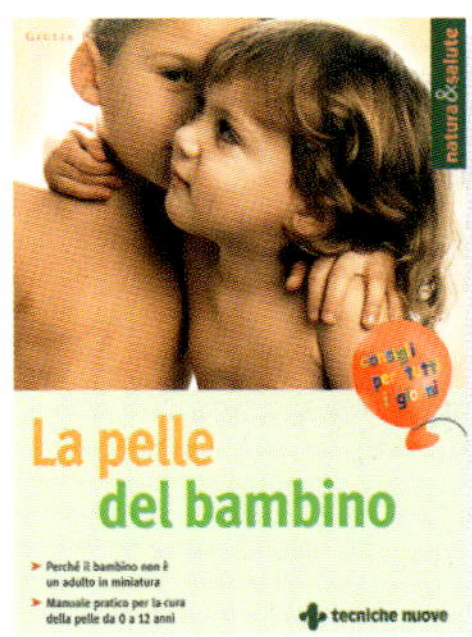

cod. 15942 · pagg. 128 · € 13,90

Avvertenza

I metodi e i suggerimenti forniti in questo libro riflettono l'esperienza e l'opinione degli autori. Sono stati verificati con la massima accuratezza, tuttavia non possono in alcun modo sostituire un consulto medico. Ciascuna lettrice e ciascun lettore deve sentirsi responsabile del proprio operato. Né l'autore né l'editore possono essere considerati responsabili di eventuali inconvenienti o danni che potrebbero derivare dall'applicazione dei suggerimenti pratici riportati in questo libro.

EDIZIONE ORIGINALE
Schlafen lernen. Sanfte Wege für Ihr Kind

EDIZIONE ITALIANA
Traduzione dal tedesco di Elisabeth Ornaghi
Revisione di Elio Rossi

Redazione: tel. 0239090257, fax 0239090255
e-mail: libri@tecnichenuove.com
Vendite: tel. 0239090251 - 0239090252, fax 0239090373
e-mail: vendite-libri@tecnichenuove.com
http://www.tecnichenuove.com

ISBN 88 481 1699 X

Realizzare un libro è un'operazione complessa, che richiede numerosi controlli: sul testo, sulle immagini e sulle relazioni che si stabiliscono tra essi. L'esperienza suggerisce che è praticamente impossibile pubblicare un libro privo di errori. Saremo quindi grati ai lettori che vorranno segnalarceli.

Realizzazione editoriale e copertina di Context snc, Milano
Stampa: Lalitotipo, Milano
Finito di stampare nel mese di febbraio 2005

Printed in Italy

Fotografie

Gettyimages: pp. 3 a destra, 8, 27, 34, 59, 81, 110, 114, 116; archivio GU: pp. 2, 25, 32, 33, 38, 47, 62, 65, 66, 68, 71, 72, 82, 83, 84, 86, 91, quarta di coperina (Antje Anders), 29 (Manfred Jahreiß), 56 (Anna Peisl); JAKO-O GmbH: pp. 30, 43, 45, 93, 100; Mauritius: copertina, pp. 1, 3 a sinistra, 14, 17, 77, 95, 99, 109, 118; Picture Press: pp. 18, 40, 75, 105; Versandhaus Walz GmbH: pp. 53, 79; Zefa: pp. 6, 22, 48, 50, 96, 103, 107, 112.